М. В. Николаева

Философские основания
современных школ хатха-йоги

Научный редактор: *А. В. Парибок (СПбГУ)*

Первое издание:

М.В. Николаева «Основные школы хатха-йоги»

«Петербургское востоковедение»,

«Азбука-Классика» (Санкт-Петербург, 2007)

Второе издание:

Мария Николаева «Основные школы хатха-йоги»!

«Традиция» (Москва, 2014)

ISBN-13: 978-1466250796
ISBN-10: 1466250798

М. В. Николаева

Философские основания современных школ хатха-йоги

Научный редактор: *А. В. Парибок (СПбГУ)*

CreateSpace
2017

Философские основания
современных школ хатха-йоги

Рецензии и отзывы

«Дипломное исследование посвящено достаточно важной и актуальной теме. В наше время существует огромное количество школ, центров и даже институтов хатха-йоги; миллионы людей интересуются йогическими практиками. Вполне уместно говорить о наличии всемирного «движения йоги». Разобраться во всем этом многообразии, вычленить мировоззренческие основы йоги представляется весьма немаловажным делом. Подобных работ появлялосб не слишком много даже в мировой науке, не говоря уже об отечественной. Поэтому правильность выбора темы и ее общая актуальность сомнений не вызывают. Дипломантка хорошо владеет категориальным аппаратом, прекрасно разбирается в терминологии, показывает умение анализировать различные нюансы теории и практики йоги. В своем исследовании она опирается на большой круг источников, куда входят как сами тексты учителей хатха-йоги, так и обширный монографический материал. Обращает на себя внимание поистине громадный объем исследования, который доъягивает до объема кандидатской диссертации. Бесспорной ценностью текста следует признать его высокую информативность. Работа неплохо структурирована.

Рецензент на защите С.В. Пахомов, к.ф.н.,
каф. Философии и культурологии Фостока
Философский ф-т СПбГУ, 14.06.2004

«В настоящее время под йогой понимается, как правило, именно хатха-йога, которая за последнее столетие обрела необыкновенную популярность сначала в самой Индии, а затем на Западе. Особенность этого пути духовной самореализации состоит в тщательно разработанных методах воздействия на собственное сознание путем совершенствования и полной трансформации физического тела. Внутри данного направления давно сложилось несколько традиций, в рамках которых развивается множество школ, использующих оригинальные методы работы с телом и сознанием. Однако до выхода этой книги в мировой науке не появлялось ни одного труда, где были бы систематизированы главные школы и, что намного существеннее, выявлены их философские основания. Хатха-йога - это не просто часть йоги, но вполне самодостаточное средство реализации основной цели йоги, то есть йога сама по себе. Йога - это не просто система индийской философии, но универсальное средство работы с сознанием, вводимое в той или иной форме в любую систему индийской философии, то есть философия сама по себе. Таким образом, хатха-йога в западном смысле ближе к практической философии, где воля доминирует над разумом, или "философии тела", где самосознание опосредствовано трансформацией телесных функций. Книга написана специалистом по философии, много лет практикующим хатха-йогу и проводящим научные исследования в Индии, автором практических руководств по йоге и популярных книг о различных аспектах индийской культуры.»

Аннотация к 1-му изданию,
«Петербургское востоковедение», 2007

«Здравствуйте! С вами Владимир Соболь. В серии «Мир Востока» вышла книга «Основные школы хатха-йоги». Автор - госпожа Николаева - занимается и философией, и - хатха-йогой. Много работала в Индии и охотно делится своим опытом. Что же такое хатха-йога? Не просто сложная гимнастика, составленная из статических поз. А - система воздействия на собственное сознание путем совершенствования своего тела. Другое дело - зачем и кому это надобно. Но миллионы адептов хатха-йоги вряд ли всерьез задаются этим вопросом. Автор пишет, что современные западные книги о йоге почти не упоминают, что эта система должна освободить человека от обусловленного человеческого существования. Люди ищут в йоге прежде всего терапевтическое средство. Кого хватает на несколько асан, а кто-то остается в школе надолго... «Основные школы хатха-йоги». Читайте!»

Владимир Соболь, журналист.
Радио "Эхо Москвы". Крижное обозрение. 20 июля 2007

Две интересные встречи с одной книгой

Впервые книга Марии Николаевой «Основные школы хатха-йоги» попала ко мне в руки пару лет назад. На тот момент я поставила перед собой задачу ближе познакомиться с основными индийскими школами йоги и изучить стили их занятий. Я была счастлива, когда обнаружила книгу с необходимым мне объемом хорошо систематизированной информации по этой теме. На тот момент самой полезной для меня информацией оказался список школ, биография их основателей и последователей, а также описание стилей йоги, в них представленных. Закинув книгу в рюкзак, я отправилась в Индию, практиковать хатха-йогу в приглянувшихся мне школах.

Каждый раз, сближаясь с той или иной традицией, я перечитывала главы из книги Николаевой, уточняя детали и сравнивая ощущения. Довольно часто изложенный автором материал давал мне ключи к более глубокому пониманию истории и особенностей практикуемого мною стиля и ближе знакомил с личностью учителя.

Так, например, вчитавшись, я, наконец, стала различать Б.К.С и Б.Н.С Айенгара – двух учеников Кришнамачарьи с одинаковой фамилией, но разными инициалами. А единственное в книге ненавязчивое упоминание об ученике Б.Н.С Айенгара - В.Шешадри и «Йога-мандале» направило мои стопы в эту малоизвестную для меня на тот момент школу и подарило много часов эффективной и интересной практики аштанга-йоги.

Информация об европейских учениках Паттабхи Джойса стала незаменимой при поиске школы для занятий во время поездки в Европу. Бесспорно, со времени издания книги, в Майсоре, да и по всей Индии появилось еще немало талантливых учителей и интересных школ йоги, однако практически все они берут начало в одной из основных традиций, описанных Николаевой. Это позволяет книге оставаться не менее актуальной для практикующих йогу сегодня.

Мое второе знакомство с «Основными школами хатха-йоги» состоялось уже несколько месяцев назад, когда в нашей школе мы стали уделять большое внимание разбору и комментированию Йога-сутр Патанджали. Этому древнему трактату также посвящена основная часть книги.

Очевидно, что одной из главных задач дипломной работы Марии Николаевой, которая со временем оформилась в научное издание «Основные школы хатха-йоги», был анализ комментариев к Йога-сутрам, осуществленный представителями каждой из описанных традиций. В соответствии с упоминанием самого автора, до этого подобная работа была проведена только известным философом и ученым Свами Ведабхарати, сравнившим тринадцать древнейших комментариев к Йога-сутрам, написанных на санскрите.

Опыт и подходы к реализации целей йоги у каждой из школ различны, но все они стремятся возвести основания своей практики к классической философской системе йоги, описанной, по мнению большинства, в Йога-сутрах Патанджали.

Эту единую нить, связывающую такие разные, казалось бы, традиции и использовала Мария Николаева как основу для своего герменевтического исследования.Уже во введении читатель имеет возможность познакомиться со структурой Йога-сутр, полемикой, развернувшейся вокруг их датировки и авторства, а также перечнем основных комментариев и особенностями их построения. Здесь же автор описывает принципы, на которые опирается ее собственное сравнительное исследование и определяет структуру, в рамках которой оно разворачивается в последующих главах книги.

Так, из введения читатель узнает, что исследуемое в книге «полемическое пространство создается между двумя основными современными традициями йоги – Шри Кришнамачарьи и Свами Шивананды, которые представляются полностью противоположными в их подходе к реализации цели аштанга-йоги, изложенной в Йога-сутрах Патанджали». Автор также иронично замечает, что «в итоге самадхи в традиции Шри Кришнамачарьи и самадхи в традиции Свами Шивананды оказываются просто двумя разными состояниями, и едва ли одно из них совпадает с самадхи в тексте Патанджали, равно как и все остальные современные объяснения».

Остается ли вопрос об истинном значении слов Патанджали открытым после прочтения данной книги? Пожалуй, да. Очевидно, что в рамках данного исследования автор не ставил перед собой задачу докопаться до истины, скрытой в тексте Йога-сутр. Изложение в книге Марии Николаевой ведется на языке философии, и как она сама утверждает в одной из заключительных глав: «достижение Патанджали заключалось в том, что в тексте констатируются не позиции, а практики, цели которых запредельны философским спекуляциям, поэтому только единство опыта, превосходящее разумный синтез, и удерживает отдельные сутры вместе».

Другими словами, не имея своего собственного мистического опыта в йоге, понять смысл слов великого Патанджали не представляется возможным. И то, что пытались сделать представители описываемых автором традиций в своих комментариях к Йога-сутрам – это трактовка сутр через призму своего опыта в йоге, правда, с тенденцией к усиленному подведению оснований своей практики хатха-йоги под авторитет древнего первоисточника. Подобные приемы также были проанализированы автором и определены как «герменевтические методы аргументации».

Чем же ценна книга «Основные школы хатха-йоги» для тех, кто только начал изучение основных индийских йоговских традиций? Прежде всего, количеством и разнообразием описанного в ней опыта. Начиная с детального изложения истории возникновения традиции и особенностей практики, заканчивая анализом комментариев к Йога-сутрам, в которых, с очевидностью, кристаллизован весь мистический опыт той или иной школы. Изучение его в дальнейшем позволит внимательному читателю по-новому взглянуть на некоторые моменты и своей практики йоги.

Так, например, йога Б.К.С Айенгара – это непрерывная работа с телом. Большую часть сутр Айенгар трактует через призму «асаны», которую по определению автора он выбрал как «рабочее понятие». Вчитываясь в комментарии Айенгара, мы понимаем этапы и особенности его собственной многолетней практики, описание которой, несомненно, дает хорошие ключи к навыку удержания осознанности во время выполнения асан и максимального погружения в тело.

Свами Шивананда , напротив, переносит практику йоги с коврика в повседневную жизнь. Автор анализирует комментарии к Йога-сутрам его ближайших учеников, за которыми стоит немалый опыт практики раджа-йоги. Толкование сутр в традиции Свами Шивананды, по замечанию Николаевой, пестрит метафорами – примерами из повседневной жизни, с помощью которых комментатор поясняет суть того или иного понятия из Йога-сутр. Вчитываясь в эти пояснения, начинаешь понимать особенности и различать методы практики в традиции Шивананды и его понимание йоги в целом.

Безусловно, для того, чтобы глубоко изучить философские основания той или иной йоговской традиции, одной лишь небольшой книги «Основные школы хатха-йоги» будет недостаточно. Следует, в первую очередь, обратиться к первоисточникам, на которые ссылается в своем исследовании автор. В то же время, книга Марии Николаевой является одной из обязательных к прочтению для каждого, кто стал на путь самостоятельного изучения этой темы. Она, прежде всего, позволяет понять, что «йога, как и всякая индийская философия, имеет «школьный характер». И вместо того, чтобы с натяжкой подводить опыт практики хатха-йоги различных школ под единую философскую базу, можно попытаться в каждой из них найти их собственную «философию», являющуюся основой для всех дальнейших практик в той или иной традиции. Пусть даже сами основатели не всегда в полной мере осознают ее ценность.

Оксана Шестопалова,
инструктор Украинской федерации йоги (2014)

Букварь, энциклопедия, путеводитель

Это отличная книга! Она одновременно является и букварем, и энциклопедией, и путеводителем по основным школам Хатха Йоги. Информация изложена четко, доступно и полно. Практикующий йогу, прочитав эту книгу, непременно заинтересуется посещением описанных в ней школ, а после, возможно, начнет самостоятельный путь в Большую Йогу!

Прочтение этой книги поможет практику разобраться в запутанных линиях преемственности разных традиций. Автор доступно излагает философские обоснования каждой из школ и историю их возникновения. Мария Николаева сама является опытным практиком йоги, так что в книге действительно нет ничего лишнего.

После прочтения вы непременно погрузитесь в мир йоги. Книга дает полное представление о том, где и какие школы открыты для западных учеников, так что она является еще и путеводителем!

Практикующий йогу, прочитав эту книгу, непременно заинтересуется посещением описанных в ней школ, а после, возможно, начнет самостоятельный путь в Большую Йогу!

Дмитрий Данилов,
инструктор Украинской федерации йоги,
организатор проекта YogaTravel.com.ua,
руководитель сети йога-студий «Натараджа»

Предисловие автора ко второму изданию

В 2004 году данный текст – под полным названием «Философские основания современных школ хатха-йоги» – был защищен на "отлично"в Русской христианской гуманитарной академииак дипломная работа по специальности "философия". Поскольку это было мое второе высшее образование, книга с сокращенным названием «Основные школы хатха-йоги» удостоилась выхода как научное издание в серии «Мир Востока» выпускаемой издательством «Петербургское востоковедение». Целое десятилетие после этого я непрерывно провела в странах Азии, продолжая исследования в области духовных практик и публикуя новые статьи и книги. Сейчас настало время подвести некоторые итоги: как изменилась положение современной хатха-йоги во всем мире – и как это влияет на актуальность моего труда, доселе остающегося единственным в мире по данному вопросу.

Поскольку в книге идет речь о современных школах хатха-йоги, нетрудно догадаться, что за прошедшие десять летмногое изменилось. Так, ушли из жизни хранитель традиции аштанга-виньяса-йоги Паттабхи Джойс и один из самых авторитетных исследователей йоги Георг Ферштайн, однако выросло целое новое поколение учителей йоги, а движение йоги на Западе и во всем миру заметно расширилось. Даже в Азии стали появляться такие новообразования, как «тайская йога» или «балийская йога», хотя в этих регионах исходно индуистская йога не была распространена вообще. Появились новые синтезы йоги, например «универсальная йога» Андрея Лаппы и другие попытки обобщения. И все же это нисколько не меняет главенствования выделенных здесь основных направлений, берущих начало от Шри Кришнамачарьи и Свами Шивананды. Доселе они остаются самыми популярными и подлинно живыми!

Наиболее интересной и наименее исследованной тенденцией в йоге мне представляется отход от «школьности» в практике и преподавании в принципе – и переход к учительству, основанному на самобытной концепции. Конечно, остаются инструктора каждой из хорошо оформленных школ, однако все чаще можно встретить йога-учителей«свободного стиля», которые на своем опыте освоили в разной мере все известные методологии, после чего создали свой авторский комплекс или уникальный подход, который продолжают лично преподавать на своих занятиях. Такая направленность не лишает ценности дифференциации подходов к хатха-йоге, заложенной в признанных школах, ведь при анализе методов каждого учителя всегда можно выделить элементы конкретных источников и определить степень влияния того или иного учения. А главное – локализовать целеполагание в рамках ведической или тантрической традиций.

Тем не менее, уже сейчас можно прогнозировать, что область исследования будет и дальше все более «размываться», ведь новаторские подходы включают в себя уже не только элементы разных школ йоги, но и личные навыки, полученные в совершенно других традициях – например, становятся распространены попытки объединять методы хатха-йоги и китайского цигун, подключать японское рейки, не менее «модным» становится для инструкторов по йоге выполнять ритриты по буддийской випассане и пр. Вот почему сфера моих собственных научных интересов расширилась до методологии духовной практики как таковой в различных восточных учениях с акцентом на возможности совмещения практик разных традиций. Эта работа получила название «Стратегия самобытности» и продолжается мною более пяти лет по мере преподавания.

Я хотела бы снова поблагодарить всех своих коллег-философов и сотрудников в издательской и организаторской сферах деятельности за поддержку моих исследовательских проектов!

Мария Владимировна Николаева,
Санкт-Петербург, 2014 год

Введение. «Йога-сутры» в современном понимании

Современные школы хатха-йоги, при всем их разнообразии, объединены стремлением возвести основания, определяющие особенности построения практики, к «Йога-сутрам» Патанджали — философской системе йоги, считающейся одной из шести главных *даршан* в древнеиндийской философии. Даже при апелляции к другим текстам по йоге всегда стараются прежде всего установить их связь с «Йога-сутрами», поскольку в индийской философии «авторитетное свидетельство» служит одной из непременных составляющих доказательства истинности утверждений, а среди «авторитетов» важнейшее место занимают сакрализованные тексты, создатели которых приравниваются к просветленным личностям или даже божествам. Так, одним из общепризнанных «промежуточных» звеньев выступает средневековый трактат «Хатха-йога-прадипика» Сватмарамы — первый систематический текст именно по хатха-йоге, если не считать более ранние не столь всеобъемлющие *самхиты* и тем более *упанишады* йоги и *тантры*, в которых встречаются лишь отдельные техники. В самом трактате ясно и отчетливо сформулировано то обстоятельство, что вся работа по преобразованию физического тела, проводимая в хатха-йоге, составляет неотъемлемый этап преображения сознания в раджа-йоге, изложенной в «Йога-сутрах».

Тем не менее, такие создатели современных школ хатха-йоги, получившие всемирное признание, как, например, Б. К. С. Айенгар, считают необходимым приводить дополнительные аргументы посредством герменевтического сравнения обоих текстов. Подобным образом дело обстоит и с менее известными трактатами, поэтому при отсылках к другим источникам все равно существуют пути «ре-интерпретации» их через «Йога-сутры». Так, основывая практические рекомендации в крийя-йоге на тамильском тексте «Тирумантирам», М. Говиндан доказывает полную «параллельность» его логического построения «Йога-сутрам». Примеров можно привести множество, и в целом представляется вполне приемлемой постановка задачи выявления философских оснований, служащих предпосылками для создания и совершенствования рефлективных техник в современной хатха-йоге, где воздействие на собственное сознание осуществляется посредством преобразования собственного тела. Ключевым аспектом в истолковании йоги как таковой с позиций отдельных школ хатха-йоги выступают герменевтические особенности интерпретаций «Йога-сутр», широта спектра которых предопределяется с самого начала значительной степенью их «исторической абстрактности».

Условность датировки и авторства «Йога-сутр»

Сомнения в правомерности изысканий

Концептуальные разногласия представителей современных направлений в йоге отчетливо проявляются в различных интерпретациях «Йога-сутр», и даже при внешнем сходстве выводов нередко вскрываются принципиальные расхождения на уровне приводящей к ним аргументации или дальнейшего целеполагания. Прежде чем переходить к анализу герменевтических особенностей истолкования формы и содержания *сутр*, следует отметить незавершенность полемики относительно их происхождения: ученые не установили окончательно ни время создания, ни личность автора. Более того, некоторые исследователи вполне ответственно заявляют о бессмысленности подобных изысканий, причем и такие высказывания оказываются весьма характерными. Например, если обратиться к трудам двух сторонников «безвременности» и «безличности» *сутр* — Мирча Элиаде и Свами Сатьянанды, — прежде всего становится очевидным, что оба они предварительно ознакомились с современными научными представлениями по данному вопросу и настаивают на исторической отвлеченности *a posteriori*. Далее, выявленное частное согласие не затушевывает, а наоборот, подчеркивает несовместимость их подходов в целом: Мирча Элиаде, как теоретик, приводит аргументы с позиций философской герменевтики, рассматривая процесс осмысления идей и закрепления их в текстах, а Свами Сатьянанда, как практик, апеллирует к энергетической составляющей знания, придающей субъективность самому знанию. И, наконец, можно заметить, что в перспективе восстановления целостности теоретико-практической трансформации «Йога-сутр» названные позиции прекрасно дополняют друг друга.

На полпути к полемике относительно времени составления «Йога-сутр» высказываются также различные мотивации невыполнимости хронологической задачи. Поддерживая сторонников подобных взглядов, Мирча Элиаде отмечает, что не следует преувеличивать значение датировки текстов, ибо в любом индийском философском трактате встречаются идеи, возникшие до его написания, вполоть до глубокой древности. Если в тексте присутствует новое истолкование, вероятно, оно излагается не впервые. В Индии вообще устанавливать даты создания трактатов гораздо труднее, чем в любой иной стране, а восстановить хронологию преемственности философских идей почти нереально. Другое соображение в пользу безотносительности «Йога-сутр» состоит в том, что раджа-йога Патанджали представляет собой вершину длительного развития йогической техники. Как отмечает Георг Фёрштайн, из всех многочисленных школ, которые существовали в первые века нашей эры, только школа Патанджали получила признание как авторитетная система йоги, но существовали и другие. Еще больше размывает датировку несомненное взаимодействие йоги с другими традициями, например, очевидно сходство раджа-йоги с буддизмом, которое было вызвано одновременным становлением индуистской и буддийской йоги либо стало следствием особого интереса к буддизму со стороны Патанджали. Возможно, верны оба объяснения. Итак, время создания *сутр* и их авторство определяются содержанием *сутр*, а не объясняют его.

Попытки установить «эпоху йога-сутр»

Спектр научных мнений по поводу датировки «Йога-сутр» был представлен уже в первой половине XX века в классическом труде Радхакришнана по истории индийской философии. Разброс приемлемых дат создания текста колеблется от II до IV в. н. э., причем первая дата приводится как общепринятая, а вторая сопровождается аргументами. Так, в описаниях атомистической теории и теории времени *саутрантиков* как серий моментов, *спхотавады*, буддистского идеализма присутствуют ссылки на «Йога-сутры». Принимая во внимание, что идеализм Васубандху, хотя и без указания конкретных трактатов, критикуется в «Йога-сутрах», профессор Вудс относит раннюю (нижнюю) границу *сутр* к IV в., и его мнение подкрепляется тем фактом, что Нагарджуна не упоминает йогу в своей «Карике». Однако этот аргумент не признается другими учеными как достаточно веский и легко опровергается на основе общепринятого факта, что в китайском переводе «Упаякаушальяридая-шастры» Нагарджуны йога названа среди восьми школ философии, а буддистский идеализм мог сложиться и ранее, до закрепления в текстах Васубандху и Асанги. Как предполагает Якоби, мнение которого учитывает и Вуддс, йога существовала по крайней мере уже в IV в. Во всяком случае, в «Таттвартха-сутре» Умасвати присутствует ссылка на «Йога-сутры», а данный автор должен предшествовать по времени своему комментатору Сиддхасене (V в.) и обычно относится к III в. Итак, по заключению Радхакришнана получается, что Патанджали не мог жить позднее названного периода, однако он не склоняется к более ранней границе. Согласно же Фёрштайну, содержание и терминология «Йога-сутр» убеждают в том, что II век — наиболее вероятная дата для Патанджали, кем бы он в действительности ни был.

Основатель современной Бихарской школы йоги Свами Сатьянанда в качестве общепринятой даты называет приблизительно IV в. до н. э. и также подробно останавливается на различных способах ее получения. Одним из них служит сравнение философского подхода в «Йога-сутрах» с методами, применявшимися в других текстах: ранних упанишадах, религиозно-философских текстах *санкхьи* и буддизма. Главный недостаток данного аргумента состоит в том, что древние тексты не удается надежно датировать и нельзя определить, какой текст появился первым и повлиял на последующие. «Священный» текст йоги не отражает дату возникновения философской системы, ибо он вполне мог появиться сотни лет спустя, после того, как сложилась и распространилась практика. Основы йоги коренятся в философии *санкхья*, сформулированной *риши* Капилой, а эта система существовала задолго до появления буддизма. Но все приведенные сведения не позволяют установить дату создания *сутр*, ведь ни одна система не развивалась обособленно, напротив, каждая из них подвергалась влияниям и оказывала ответное логическое воздействие. Однако сам Патанджали не ссылается на другие тексты и не обращается к ним, и это заставляет предположить, что *сутры* были сформулированы прежде многих известных священных писаний. Тем не менее, санскрит *сутр* более поздний, чем распространенный во времена Будды, в силу чего дата их возникновения устанавливается около IV в. до н. э. И все же язык *сутр* мог быть обновлен после написания первоначальной рукописи, оригинал которой оказался утерян, или *сутры* существовали в устной форме намного раньше. Перебрав все названные доводы, Свами Сатьянанда констатирует тот факт, что датировка *сутр* до сих пор остается нерешенной проблемой.

Проблема идентификации Патанджали

Ученые-индологи подчеркивают, что ранняя датировка мотивируется отождествлением автора «Йога-сутр» и другого Патанджали, автора «Махабхашьи» — авторитетных комментариев к санскритской грамматике Панини, но данная точка зрения была сформирована внутри индийской культурной традиции и не поддерживается специальной научной аргументацией. Таким образом, сравнение двух версий авторства позволяет обратить внимание на плохую совместимость традиционного и научного способов истолкования текстов.

Отождествление двух Патанджали

В классическом исследовании эпохи Патанджали, выполненном ученым Б. Н. Пури, ключевым и наиболее спорным признается вопрос об идентичности двух Патанджали, привлекавший внимание нескольких ученых, которые так и не пришли к согласию. На основании анализа их работ, Пури выявляет сторонников той или иной точки зрения: Либих и Чакраварти отождествляют двух Патанджали, а Рену, Вудс и Якоби различают их. Сторонники теории идентичности основывают свои аргументы на ряде подобных и взаимодополняющих суждений, замеченных в обоих трактатах, таких как сходное вступление: *«атха йога-анушасанам»* (в «Йога-сутрах») и *«атха шабда-анушасанам»* (в «Махабхашье»), отсутствие критики на доктрину *спхота* в «Йога-сутрах», несмотря на частые упоминания ее всеми философскими школами, и ссылку на йогу в «Махабхашье». Имеется также ссылка Бхартрихари на «Йога-сутры», касающаяся очищения ума от всех следов загрязнений в контексте хвалебной речи, посвященной «Махабхашье». Теория идентичности была предложена индийскими комментаторами в рамках брахманской традиции отождествления двух Патанджали. Среди них следует назвать Рамабхадру, автора «Патанаджали-чариты» (XVIII в.), Шиварамы (XVIII в.), *раджи* Бходжи (правителя Дхара) и Чакрапанидатты (XI в.), комментатора Чараки.

Надо отметить, что традиционная опора на авторитеты не исключает вторичного научного подтверждения устоявшихся представлений. Современные ученые В. И. Рудой и Е. П. Островская на основании приведенных аргументов соглашаются, что отождествление авторов «Йога-сутр» и «Махабхашьи» не вовсе беспочвенно, также подчеркивая сходное вступление. А именно, стилистический прием в начале обоих трактатов служит формальным показателем систематического изложения, или *анушасанам*. Данный термин в научном истолковании обозначает некий поступательный процесс детального разъяснения, в результате которого предмет получает всестороннее и полное освещение. Двумя главными условиями осуществления такого процесса выступают, с одной стороны, желание передать знание истинной реальности, а с другой - стремление получить это знание. Именно воспринимая «Йога-сутры» как *анушасанам*, ученые предлагают осмыслить этот жанр в качестве учебника, чем, хотя и на традиционных основаниях, пользуются практически все учителя современных школ йоги.

Растождествление двух Патанджали

Другие ученые, склонные приписывать различные трактаты разным личностям, выводят свои теории преимущественно из грамматических и философских оснований. Грамматические термины, среди которых Пури приводит такие, как *пратьяхара*, *упасарга* и *пратьяя*, используются в «Йога-сутрах» в иных целях. Рену выражает удивление по поводу далеко не прикладного значения союзов *ча* и *ити* в этом трактате, а его язык указывает на развитие аналитического аппарата. Якоби также принимает в соображение стиль и сочетание слов, подробно обсуждая различие в философских идеях, положенных в основание обоих трактатов и помещенных в «Йога-сутрах» в более поздний период наряду с принятием первоначальных неортодоксальных доктрин. Якоби сводит все аргументы к следующему выводу: поскольку автор «Йога-сутр» не следует грамматическим правилам, установленным автором «Маха-бхашьи», а последний игнорирует философские представления первого, их нельзя идентифицировать, а нужно считать различными людьми.

Переводя «Йога-бхашью» — первый древний комментарий к «Йога-сутрам», созданный по его представлениям в VII-IX вв. (хотя существуют датировки несколькими столетиями ранее), — Вудс предположил, что данный трактат не содержит ни малейшего намека, более или менее близкого к теории «единства частей конкретных сущностей», выделенной им в «Маха-бхашье». Расхождение концепций двух трактатов, по крайней мере, в отношении вопросов о субстанции (*дравья*) и качествах (*гунах*), опровергают теорию идентичности. Барнетт также упоминает общую слабость традиции, приписывающей «Йога-сутры» создателю «Маха-бхашьи», а Кейт особенно настаивает на том, что лишь сходство имен привело к нелепому смешению философа с грамматистом.

Радхакришнан приводит дополнительные данные, также опирающиеся на исследования Вудса, который во «Введении в систему йоги», изданном в *Harvard Oriental Series,* рассматривает данные против отождествления двух Патанджали. Определенного сходства в языке или излагаемом учении в этих работах не обнаруживается, кроме того, выдающиеся грамматисты Бхартрихари, Кайята, Вамана и Нагеша не упоминают ничего подобного. В конце концов, однозначный вывод делает и Фёрштайн: индуистская традиция отождествляет Патанджали со знаменитым грамматистом с тем же именем, но ученые сходятся на том, что это не так.

Свидетельства о множестве Патанджали

Согласно Радхакришнану, самая ранняя ссылка на Патанджали как автора трех трактатов принадлежит *радже*

Бходжи Дхаре, но она подвергается сомнению. Бходжа в своем комментарии на «Йога-сутры», названном «Раджа-мартанда», заявляет, что он написал три работы — по грамматике, йоге и медицине — и таким образом, подобно Патанджали, устранил все засорения речи, разума и тела. Очевидно, он намекает на то, что Патанджали написал работы по грамматике (о речи), йоге (о разуме) и медицине (о теле), хотя представляется сомнительным, принадлежит ли введение самому Бходже. Согласно Чакрапанидатте, комментатору «Чарака-самхиты» (XI в.), мифический «повелитель змей» удалил изъяны мнения, речи и тела посредством «Махабхашьи» Патанджали и путем пересмотра «Чараки». Встречаются и самые непосредственные утверждения о существовании гениальной личности, создавшей три разнородных произведения, объединив тем самым методы совершенствования во всех трех сферах человеческого существования. Несколько неуверенно подобное заявление делает Свами Сатьянанда, но вполне явно и безапелляционно его высказывает Рамамурти Мишра:

«Патанджали — общепризнанный авторитет в области йоги. Его место и время рождения неизвестны. Все, изучающие санскритскую литературу, знают его великие классические труды: "Патанджала-бхашья" — комментарий к грамматике Панини; "Чарака" — работа по медицине; "Йога-сутры" — классический трактат по йоге. Патанджали общепризнан как врач, очищающий тело медицинскими средствами, как учитель, очищающий ум и речь посредством своего обширного исследования по грамматике, и, наконец, как великий мастер, очищающий душу своим монументальным трудом по йоге. Только выдающийся человек способен создать три столь различные авторитетные работы!»

Как отмечает Пури, при постановке вопроса об отождествлении двух Патанджали, неизбежно приходится считаться с наличием и других известных личностей, носивших имя Патанджали. С. Н. Дасгупта предлагает, что поздние индийские комментаторы смешивают троих Патанджали, поэтому не следует принимать брахманскую традицию как достаточное основание, чтобы выделить именно двух Патанджали. Кроме названных двоих или троих Патанджали, был еще один — автор

«Нидана-сутр», и К. С. Бхатнагар при издании данного трактата предполагал, что авторы «Махабхашьи», «Йога-сутр» и «Нидана-сутр» действительно одна личность. В традиционных перечнях, основанных на комментарии Шиварамы на «Васавадатту», а также на «Патанджали-чарите» Рамабхадры, учитывается, что Патанджали написал три работы, а «Юктидипика» отсылает к другому Патанджали. Вероятно, имя Патанджали, подобно именам ведических *риши*, постепенно стало ассоциироваться с формированием *готр*. Так, в надписи из Нарендры времен Викрамадитьи и Кадамбы, правителя Джаякешина II, присутствует прославление личных качеств Патанджали-грамматиста, что отчасти подтверждается сравнением «Махабхашьи» и «Йога-сутр». Принимая во внимание стиль, предмет и несходство языка, включающее грамматические упущения во второй работе, Пури предлагает скорее отличать еще двоих Патанджали, чем признать идентичность первых двух.

Теорию *готр* поддерживает и Фёрштайн, поскольку в Индии известно несколько разных Патанджали, и это имя упоминается как родовое *(готра)* имя ведийского жреца Асураяны. В древней «Шатапатха-брахмане» упоминается Патанчала Капья, которого немецкий ученый XIX века А. Вебер ошибочно пытался связать с Патанджали. В более поздний исторический период встречается последователь *санкхьи* с таким именем, чьи взгляды нашли отражение в «Юкти-дипике» (VII–VIII вв.). Вероятно, совсем другому Патанджали принадлежит и «Йога-даршана» — неизвестно когда написанное сочинение. Наконец, был учитель йоги Патанджали в традиции южно-индийского вишнуизма, имя которого отражено в названии «Патанджала-сутры» Умапати Шивачарьи, а это произведение XIV в. посвящено литургии в храме Шивы-Натараджи в Чидамбараме. Итак, при более пристальном рассмотрении оказывается, что Патанджали — весьма распространенная индийская «фамилия».

Мифы о земной миссии Патанджали

Задачи датировки и установления авторства «Йога-сутр» усложняет наличие различных мифологем относительно их происхождения, поскольку сакрализация текста всегда осуществляется либо посредством приписывания авторства некоему божеству, либо путем обожествления самого автора. Свами Сатьянанда ссылается на традицию, согласно которой *сутры* были изложены Хираньягарбхой (Брахмой), и, вполне допуская подобную возможность, все же предлагает принять более умеренный тезис, что тот сформулировал их посредством человека по имени Патанджали. Как отмечает Радхакришнан, в «Яджнявалкья-смрити» именно Хираньягарбха является основателем системы йоги, и Мадхава указывает, что это не противоречит авторству Патанджали, который называет свою работу *анушасана*, где предлог *ану* обозначает, что все выводы следуют некоему откровению и изначально не самодостаточны.

Другая версия указывает на связь автора «Йога-сутр» не с верховным богом, а со змеиным божеством, олицетворяющим энергетический аспект Вселенной. Фёрштайн приводит индуистскую традицию представлять Патанджали воплощением Ананты, тысячеглавого владыки змеиного рода, охранявшего потаенные сокровища земли. Само имя «Патанджали» дано было Ананте потому, что тот пожелал распространять учение йоги на земле и упал *(пата)* с неба в ладони *(анджали)* добродетельной женщины по имени Гоника. Многочисленные головы змеиного владыки олицетворяют бесконечность и вездесущность, а сама йога и есть «потаенное сокровище», или эзотерическое знание. И поныне многие йоги, приступая к повседневной практике, совершают поклонение Ананте, ибо в напутственных стихах во вступлении к «Йога-бхашье» владыка змей назван дарующим сосредоточение и пребывающим в нем. Дополнительная вариация на данную тему возникает при отождествлении автора «Йога-сутр» с создателем труда по грамматике, который также считался воплощением мифического змея Шеши, некогда опустившегося на сложенные для молитвенного приветствия ладони Панини.

Жизнь Патанджали малоизвестна и сильно мифологизирована, хотя в «Рудра-джамали», «Вриканнандикесваре» и «Падма-пуране» встречаются скудные сведения, более или менее легендарные и символические. Местом его рождения считается Илаврита-варша, а его матерью — Сати, жена мудреца Ангираса. Сразу после появления на свет младенец проявил полную осведомленность о прошлом, настоящем и будущем, выказывая разум и проницательность мудреца.

Однажды Патанджали, оскорбленный во время подвижничества жителями Бхотабхандры, испепелил их жаром изо рта. Впоследствии он женился на Лолупе, найденной им в дупле дерева на севере Шумеру, и дожил до глубокой старости. Примечательно, что Илаврита-варша — вовсе не часть Индии, а некая небесная сфера, и место рождения Патанджали нельзя воспринимать в материальном смысле. Данное название лишь подтверждает древний метод убеждения последователей традиции в том, что великие мудрецы временами спускаются с небес на землю, движимые благим намерением помогать людям.

Признание относительности заключений

В условиях исторической неопределенности выводы относительно личности Патанджали могут носить либо поверхностно обобщающий, либо эзотерический характер. Заключение первого вида совершенно определенно было сделано Фёрштайном, признававшим умозрительный характер всего, что он в состоянии поведать о Патанджали. Ученый готов допустить, что тот был великим знатоком йоги и даже главой школы, где обучение рассматривалось как важный аспект духовной практики. Однако, по научным критериям, при составлении своих *сутр* Патанджали пользовался имеющимися трудами, а его собственный философский вклад, насколько можно судить по самому тексту, оказался довольно скромным. Фёрштайн с чистой совестью отводит великому Патанджали роль скорее простого составителя и систематизатора, нежели оригинального мыслителя.

Заключение второго вида в явной форме было сделано Свами Сатьянандой, усматривавшим внутренним взором существование методики раджа-йоги намного раньше Патанджали — в скрытой зародышевой форме в коллективном бессознательном разуме. В результате его заключение выглядит наукообразным: «Йога-сутры» — компиляция ранее известных текстов, которые передавались устно от учителя к ученику, а Патанджали собрал систему в единое целое. Хотя современный учитель признает величие миссии, его мало интересует личность Патанджали, бывшего представителем вневременной мудрости, принадлежащей всему человечеству. Для практикующего йога неважно, звали основателя системы Патанджали или Будда,

Сингх или Смит, был он индийцем или китайцем. Для него также не имеет значения, когда был написан текст, ибо он содержит мудрость, которая не ограничена определенной эпохой и применима в любое время и ко всем людям, независимо от их происхождения. Великому учителю современности не интересен философский контакт с великим учителем древности, а важна только суть йоги и самореализация.

Возвращаясь к сравнению теоретических и практических выводов, отметим, что точку зрения Свами Сатьянанды на принципиальную безусловность *сутр* совершенно независимо поддерживает и Мирча Элиаде. Будучи исследователем йоги, а не реализованным практиком, он все-таки признает дискуссию относительно Патанджали как исторической личности и автора «Йога-сутр» едва ли целесообразной. Не сомневается он и в том, что методы аскезы и медитации, изложенные Патанджали, относятся к глубокой древности и не были ни его открытием, ни разработками современников, а были практически выверены много столетий ранее. Элиаде склонен обобщать ситуацию, ведь индийские авторы редко предлагают собственную систему, а чеще всего удовлетворяются тем, что излагают традиционные учения на языке своего времени. Это представляется очевидным и в случае Патанджали, единственной целью которого было составить практическое руководство на основе методов, унаследованных из глубокой древности.

Полемика в комментариях к «Йога-сутрам»

Теоретические и практические объяснения

Существует множество комментариев и научных трудов, посвященных «Йога-сутрам» Патанджали, но лишь немногие предназначены для того, чтобы отвечать на вопросы, возникающие в процессе реальной практики. Все интерпретации различны, и даже древние классические комментарии — «Йога-бхашья» Вьясы и последующий глоссарий Вачаспати Мишры, — на которых основываются все последующие истолкования, во многом противоречат друг другу, но эти противоречия со временем тоже стали «классическими», в своем роде определяющими характер самого предмета. Мы будем опираться на существование формальных теоретических противоречий для развития практического содержания. Прежде всего, нас будут интересовать интерпретации последовательного преобразования состояний сознания, созданные в итоге многолетней практики реализации смены этих состояний в собственном сознании. Только в целях восстановления контекста мы будем обращаться к чисто философским спекуляциям о сознании как таковом и научным исследованиям, внешним по отношению к изучаемому сознанию. Таким образом, предполагается установить соответствие (или варианты соответствий) между определенными процессами мышления, вызванными зафиксированной две тысячи лет назад понятийной структурой, и конкретными действиями последователей, точнее, предложенными для воспроизведения стратегиями и принципами телодвижений.

Круг текстов по «практической философии», пригодных для выполнения данной задачи, достаточно обширен, и мы будем рассматривать их в историко-социальном обрамлении. Полемическое пространство создается между двумя основными современными традициями йоги — Шри Кришнамачарьи и Свами Шивананды, которые представляются полностью противоположными в их подходе к реализации цели аштанга-йоги, изложенной в «Йога-сутрах» Патанджали. Предварительным образом очевидно, что в первом случае осуществляется концентрация всех восьми ступеней в *асане* и *пранаяме*, а во втором — эксплуатация данных двух ступеней в качестве источника энергии и поддержания тела для реализации предыдущих (социальных) и последующих (духовных) целей. Усилия нигде не распределяются равномерно, а сосредоточены в упрочении центральных звеньев цепи или попытках соединить периферийные (начальные и конечные). Однако само представление о наличии и смысле последовательности в практике тоже подвергается всесторонним истолкованиям. В итоге, *самадхи* в традиции Шри Кришнамачарьи и *самадхи* в традиции Свами Шивананды оказываются просто двумя разными состояниями, и едва ли одно из них совпадает с *самадхи* в тексте Патанджали, равно как и все остальные современные объяснения.

Полностью герменевтическое пространство очерчивается следующим образом. В непосредственном отношении к «Йога-сутрам» мы можем исходить из пословного перевода санскритского текста, попыток воссоздания исторической реальности, в которой он был создан, и места йоги в действительности мышления, представленной шестью основными философскими системами и множеством религиозных направлений. Наиболее близки к исходному смыслу «Йога-сутр» два древних комментария — Вьясы и Вачаспати Мишры, которые служат не столько беспрекословными авторитетами в передаче этого смысла, сколько индикаторами изначальных сомнений в понимании сказанного. Среди комментариев современных практикующих йогов за основу воссоздания принципиальной полемики между основными традициями мы возьмем со стороны Шри Кришнамачарьи истолкования Айенгара и Дешикачара, а со стороны Свами Шивананды — Свами Венкатешананды и Свами Сатьянанды. Дополнительный материал представляют комментарии И. К. Таймни, выполненные с позиций кашмирского шиваизма, опирающегося на текст «Шива-сутр», и М. Говиндана, где проводятся параллели с южно-индийской традицией *сиддхов*, интегрированной в крийя-йогу, ведущую свое происхождение от полулегендарного Бабаджи. Также иногда полезно задействовать и другие попытки интерпретаций, «вольных» в смысле «вседозволенности» опыта.

Программа всестороннего сравнительного исследования представляется завершенной в таком виде. Сначала следует сосредоточить внимание на понятии *самадхи* в контексте первой части «Йога-сутр», где оно подробно рассматривается до начала практики при составлении карты предстоящих перемен в осознании реальности. На намеченном пути предполагается преодолевать те фрагментарные состояния, которые оказываются препятствиями, и использовать те фрагментарные состояния, которые могут выступать в качестве вспомогательных средств для трансформации основных состояний. Затем важно сразу перейти к понятию *самадхи* в контексте последней части «Йога-сутр», где оно связано с окончательным освобождением от ограниченного существования, обусловленного специфическим «человеческим» состоянием сознания. Между этими двумя определениями *самадхи*, первое из которых затруднено для понимания своей предопределенностью, а второе — запредельностью, встречаются его уточнения при развитии содержания «Йога-сутр». Путь состоит из восьми этапов или элементов практики (на этот счет также существуют разногласия), среди которых *самадхи* служит завершением практики, а также он отмечен промежуточными результатами *(сиддхами)*, одновременно подтверждающими приближение *самадхи* и отдаляющими ее реальное достижение.

Остается признать, что подобное всеобъемлющее исследование невыполнимо в рамках небольшой книги, ибо существует пример исследования, выполннного Свами Ведабхарати с подобными целями, но в отношении тринадцати древних комментариев, написанных на санскрите. Достаточно отметить, что только один том, посвященный первой из четырех частей «Йога-сутр» приближается по объему к полному санскритскому словарю Мониера-Вильямса. Поэтому при описании каждой школы мы будем останавливаться лишь на наиболее показательных моментах интерпретации, позволяющих сравнить данную школу с остальными. Философские основания любой практической системы йоги будут выделены в соответствующий раздел «Истолкование йоги как таковой», а способы их конкретизации при воплощении в реальность составят раздел «Особенности построения практики». Таким образом, после ознакомления с авторским подходом, читатель получит возможность продолжить сравнение самостоятельно.

Техники переводов и «наращивания» текста

Традиция комментирования в индийской философии представляет собой основную форму развития понятийных систем, которая отражает также и принципиально дискуссионный характер всякой философской позиции. Любая точка зрения существует одновременно в линии преемственности данной школы и в полемике с другими школами, поэтому зафиксированные тексты представляют собой лишь фрагменты непрерывного процесса приведения в соответствие мышления и опыта. Герменевтика комментария должна быть скорее герменевтикой методологии комментирования, поскольку невозможно рассматривать последующий текст в отрыве от предыдущего. Преемственность древних комментариев происходила в едином языковом пространстве, и развитие философских понятий было тесно связано с развитием самого санскрита. Сравнительное исследование современных комментариев к древним текстам, даже если остановиться только на собственно индийских истолкованиях, не обращаясь к западным источникам, осложняется еще и особенностями перевода «Йога-сутр» с санскрита на английский язык. Первые отличия, которые предопределяют всю дальнейшую интерпретацию, обнаруживаются уже на стадии выбора слов при переводе и придания им соответствующего контекстуального смысла. Более того, многие комментаторы предпочитают приводить на каждое слово *сутр* целую словарную статью, заведомо создавая многозначность, а не оттачивая терминологию. Когда же приходится иметь дело не с английскими оригиналами, а с переводами таких работ на русский язык, смысловая «дистанция» еще более увеличивается.

Для примера остановимся на особенностях переводов в тех комментариях, которые будут анализироваться в основном тексте. Так, Айенгар сам отмечает в предисловии, что он не является ученым ни в западном, ни в традиционном индийском смысле. В его пословном переводе приводится множество значений для каждого слова, содержащегося в оригинале, которые кажутся ему верными не абстрактно, а именно в свете собственной многолетней практики и полученного опыта. Хотя, как правило, он останавливается на одном из них, давая перевод каждой *сутры*, его выбор не следует принимать за точный эквивалент, поскольку в комментарии он нередко возвращается к остальным оттенкам смысла. Свами Сатьянанда, напротив, в пословном переводе приводит не более одного-двух значений и в комментарии нередко обращается к этимологическому анализу с целью установить терминологические связи с другими санскритскими терминами и даже предусмотреть все возможные неправильные истолкования по аналогии с однокоренными словами. Свами Венкатешананда не дает пословного перевода вообще, но каждую *сутру* превращает в развернутую вольную интерпретацию, где лишь несколько подчеркнутых слов соответствуют санскритским эквивалентам, реально присутствующим в тексте. В большинстве остальных комментариев пословный разбор приводится, но не представляет собой ничего примечательного, а в истолковании Т. К. В.

Дешикачара перевод и вовсе далек от подстрочника и намеренно поэтизирован.

Теперь обратим внимание на дополнительное членение текста: кроме основного выделения в оригинале четырех частей, большинство комментаторов производит внутри них группировку *сутр* с соответствующими подзаголовками. Например, Свами Сатьянанда дает каждой *сутре* отдельное название, а при перечислениях проставляет и подпункты. Индивидуальный подход каждого комментатора проявляется особенно ярко даже при простом сравнении объема пояснений к тем или иным *сутрам*: если развернутого истолкования неизменно заслуживают основополагающие определения, то неравномерность трактовок отдельных состояний при их классификации со всей очевидностью выдает предрасположенность самих комментаторов к отдельным элементам практики. Особенно это касается развернутых отступлений от основного текста, которые позволяют себе почти все, но также по самым различным поводам. Наиболее показательно выделение в комментариях М. Говиндана после каждой *сутры* подраздела «Практика», где он старается подобрать для проработки каждого состояния сознания подходящие техники крийя-йоги. Также значительный интерес представляет система нелинейных переходов от *сутры* к *сутре*, которой очень часто пользуется Айенгар, предлагая для воссоздания полной картины сравнивать различные места *сутр*, касающиеся одних и тех же предметов обсуждения. И, наконец, в любом предисловии почти всегда дается полный обзор оригинального текста, а по ходу комментирования нередко вставляются промежуточные обобщения на уровне структуры *сутр* в целом.

Герменевтические методы аргументации

Комментарии выполнены частично на уровне непосредственных утверждений, основания которых коренятся в практическом опыте, а частично подкрепляются аргументацией, причем она может носить как философский, так и нефилософский характер. Особенности аргументации составляют формальную сторону подхода, которая во многом определяет содержание традиции. К философским способам доказательства однозначно можно отнести выбор «рабочего понятия» и расстановку приоритетов при выборе для «возведения в понятие» слов, изначально служащих обозначением тех или иных неустойчивых явлений или состояний. Нефилософские дополнения представлены «наглядным рядом» в виде схем и таблиц, а также пересказом целых притч или упоминанием отдельных метафор. Безусловно, комментаторы отдают предпочтение наиболее «выгодным» приемам для достижения собственных целей, состоящих в развитии традиционных техник. В свою очередь, предпочтения в методологии определяют особенности построения практики в различных стилях хатха-йоги, включая и введение прямых практических рекомендаций в философский контекст. Теперь проиллюстрируем сделанные выводы кратким описанием особенностей аргументации в важнейших комментариях.

«Рабочее» понятие

Выбор «рабочего понятия» для сосредоточения смысла всех этапов практики далеко не всегда бывает нейтральным. Такой выбор может относиться к одному из этапов практики, причем вся логическая последовательность присутствует «в свернутом виде» в действиях определенного порядка, а сами эти действия позволяют реализовать всю последовательность. Таким «понятием» выступает *асана* в комментарии Айенгара, который использует работу с телом для объяснения не только практики как таковой (*абхьяса*), но и для выражения достижимости различных степеней сосредоточения сознания (*самадхи*). Обращение сознания во встречных процессах абстрагирования и конкретизации хорошо проясняет комментарий к 15 сутре «Кайвалья-пады» — последней части «Йога-сутр», где утверждается способность каждого человека воспринимать один и тот же объект по-разному, согласно его способу мышления, благодаря двойственности содержания разума. Айенгар даже здесь обращается к практике *асан* и проводит явное различие между техникой выполнения *асан* и «сущностью» *асаны* как «формой» отождествления субъекта и объекта:

«*В* асане *и* пранаяме, *вследствие различия в конституции* тела *и* сформированного мышления, *техники и* последовательности различны, но это не касается их сущностей. Когда сознание очищается путем устранения нечистоты, асана *и* пранаяма *раскрывают свои сущности; когда равновесие достигнуто, сущности субъекта и объекта предстают в своих истинных формах».*

Так проводится отчетливое размежевание между многообразием *асан* и понятием *асаны*, которым Айенгар пользуется при истолковании едва ли не каждой *сутры*. Однако он вовсе не пытается уточнить значение «сущности» в рамках той или иной философской системы, а вкладывает в него некий общий смысл.

Возведение в понятие

Также у Айенгара можно найти и возведение в понятие таких качеств, как, например, «честность», которое далее продолжает присутствовать на всех уровнях обобщения. Рассмотрим комментарий к *сутре* 7 «Самадхи-пады», где правильное знание определяется как «прямое», «выведенное» или «доказанное как фактическое». После выделения в практике *асан* процесса «вынесения осознания на поверхность клеточного тела», пробуждающего способность различения (*буддхи*), Айенгар заключает:

«Буддхи обладает способностью проницать самое себя, его внутреннее достоинство состоит в честности».

Теперь проанализируем обратное логическое движение в комментарии к *сутре* 43, посвященной *нирвитарка самапатти*. После рассмотрения процесса перехода в практике *асан* от проб и ошибок к пониманию, начинающемуся «под кожей» и распространяющемуся вглубь «всего существа», Айенгар подчеркивает:

«Когда пробуждение затрагивает разум, в бытие вступает честность».

Уже от первого заключения Айенгар делает отсылку к последующей *сутре* 49, посвященной мудрости, где честность возводится в «интуитивное знание» или «следование внутреннему голосу истинного *гуру*», при котором существует лишь саттвическое (уравновешенное) сознание в соответствующем саттвическом проявлении. Так честность из расплывчатого морального качества, охватывающего сферу соответствия обычных помыслов и поступков как причин и следствий, превращается в строгое определение предельно адекватного соотношения внутреннего и внешнего, или субъектного и объектного. Причем соответствие устанавливается на любом уровне, — от физиологического до духовного, — в поступенчатом процессе преодоления обусловленного существования. Точно так же можно рассмотреть понятие «скромности» у Свами Венкатешананды в истолковании 15 *сутры* «Самадхи-пады» и др.

Пример в умозаключении

Примерами из повседневной жизни, встроенными в среднее звено доказательства, чаще всего пользуется Свами Венкатешананда, начиная с самой первой *сутры*, где предлагается сразу перейти к восприятию инструкций по йоге. Рассматривая три степени приобщения к знанию — *шраваны* (слушания), *мананы* (осмысления) и *нидидхьясаны* (выполнения), из которых именно последний оказывается пригодным для передачи учения йоги, Свами Венкатешананда приводит пример приготовления пищи. Первые два типа передачи знания сравниваются им с использованием поваренной книги, при котором многого из указанного в рецепте просто не оказывается в наличии на данный момент, и приходится бежать на базар, где удается купить лишь половину. Третий тип приравнивается им к образу действия умелой хозяйки, которая не имеет поваренной книги, но *является* ею, поэтому после вчерашнего похода на базар она просто берет в кладовке из имеющихся запасов по горсти круп и щепоти пряностей и смешивает их в котле. Итак, заключает Свами Венкатешананда, «вот инструкции по йоге: слушайте их, осмысливайте их, *превращайтесь в процесс их выполнения*».

Не менее показательным представляется приведение одного и того же примера для иллюстрации разных способов получения достоверной информации в комментарии И. К. Таймни к *сутре* о трех типах правильного знания. В одном из них происходит прямой контакт с объектом, а в остальных — опосредованный. В случае *пратьякши* — непосредственного восприятия — вы видите, как машина подъезжает к дому. В случае *ануманы* — умозаключения — вы слышите звук мотора и делаете вывод, что машина подъезжает к дому. В случае *агамы* — авторитетного свидетельства — вы выслушиваете сообщение прислуги, из которого вам становится известно о том, что машина подъезжает к дому. Итак, заключает Таймни, во всех трех случаях образ, возникающий в представлении, соответствует реальному факту, и такое состояние сознания (*читта-вритти*) подводится под категорию *праманы*, или правильного знания.

«Нефилософские» методы

Если под философией понимать рефлективную структуру самосознания как основу для развития разума, то все «нефилософские» методы аргументации могут относиться к двум сферам сознания — «рассудка» и «сверхразума». Рассудочные доводы, производимые *манасом* как «общим чувством», связывающим функционирование органов чувств и действия со способностью различения, носят характер представлений и выражаются, кроме собственно накопленного «здравого смысла» посредством более или менее отвлеченных метафор, таблиц или схем. Среди перечисленного метафорами чаще всего пользуется Дешикачар, таблицами — Айенгар, а схемами — Таймни. Напротив, сверхразумные доводы в простейшей форме заключены в логических парадоксах, которыми умело оперирует Свами Венкатешананда для создания неразрешимых противоречий, останавливающих деятельность разума и отрывающих путь к интуитивному постижению.

Действительно существенными сверхразумными доводами следует считать заключения на основании опыта *самадхи*, или сосредоточения. Как известно, обычные процессы мышления является дискурсивными и тесно связаны с языковыми структурами. На этом основании Свами Сатьянанда в истолковании *сутры* 44 «Самадхи-пады» проводит радикальное различие между медитацией в философской системе *санкхья* и практике йоги. Речевая деятельность потенциально присутствует при аналитическом сосредоточении (*витарка*), а внеязыковое мышление называется синтетическим сосредоточением (*савичара*), где форма разума определяется лишь пространством, временем и идеей, осознаваемыми по отдельности в чистом виде. В *санкхье* же вообще отсутствуют стадии *дхараны*, *дхьяны* и *самадхи*, а вершиной размышлений становится *пратьяхара* — отвлечение от данных органов чувств и прояснение формы видения. *Нирвичара самадхи* оказывается той разделительной полосой между разумом и сверхразумом, в которой уже не работают чистые формы пространства, времени и идей, хотя и остается нечто, называемое «существенной природой мысли», а в *асмита самадхи* мышление растворяется в осознании.

Развитие исходных противоречий

В целом, «Йога-сутры» делятся на четыре части. «*Самадхи-пада*» посвящена идентификации состояний сознания — от классификации неконтролируемых *читта-вритти* (завихрений разума) до типологии *самадхи* (сосредоточения). «*Садхана-пада*» посвящена выбору последовательности в практике, здесь описываются пять из восьми этапов аштанга-йоги и способы их освоения. «*Вибхути-пада*» посвящена влиянию промежуточных результатов на дальнейшую трансформацию обыденного состояния сознания, а «*Кайвалья-пада*» — преодолению *кармы* и совершенствованию в окончательном освобождении. Как уже отмечалось, все комментарии к «Йога-сутрам» открываются введением, где поясняется смысл и соотношение названных частей и дается предварительное определение йоги. Именно истолкования на уровне общей структуры текста и задают исходные противоречия, которые впоследствии лишь уточняются и развиваются в основном тексте. Так, среди пространных описаний содержания четырех частей выделяется лаконичное и уверенное проведение параллелей с другими «четверицами» индийской культуры, сделанное Айенгаром. Четыре *пады* (части трактата) соотносятся с четырьмя *варнами* (классами общества), четырьмя *ашрамами* (стадиями жизни), четырьмя качествами (тремя *гунами* и трансцендентным состоянием *гунатита*), четырьмя *пурушартхами* (целями жизни). В итоге, получается, что Патанджали соотносит высшую цель йоги с завершающей стадией жизни и выходом за пределы «качественного» существования в круговороте *гун*. Как поясняет Айенгар, во времена Патанджали эти концепции были общепризнанны, вот почему в явной форме они названы только в последней части и остались незамеченными остальными комментаторами.

Достаточно привести несколько решительных утверждений, чтобы стало очевидно, насколько радикальны первоначальные расхождения трактовок философской системы йоги. Так, Свами Сатьянанда отказывается полностью отождествлять патанджали-йогу с раджа-йогой, как это обычно делают, а предпочитает определять ее как особую систему в пределах более обширной сферы раджа-йоги. По его представлениям, раджа-йога включает в себя следующие системы: кундалини-йога, крийя-йога, мантра-йога, дхьяна-йога и патанджали-йога. Среди них патанджали-йога характеризуется как система из восьми этапов и поэтому называется аштанга-йогой. Со своей стороны, Маршалл Говиндан называет всю систему, изложенную в «Йога-сутрах», крийя-йогой, основываясь на определении самого Патанджали, данном в первой *сутре* второй части. А именно, интенсивная практика, само-исследование и преданность Ишваре вместе составляют крийя-йогу. Выделив в качестве всего двух составляющих крийя-йоги практику и отречение (*абхьяса* и *вайрагья*), далее Говиндан ссылается на следующее утверждение Фёрштайна: в отличие от распространенного мнения, согласно которому патанджали-йога является аштанга-йогой, текстуальный анализ показывает, что восемь этапов йоги были заимствованы Патанджали из более раннего несохранившегося источника. Наконец, Свами Венкатешананда выносит самое сильное суждение, справедливо подмечая, что название раджа-йога не встречается в самих *сутрах*, где есть лишь слово *йога*. Поэтому, заключает он, нет никакой раджа-йоги, а есть либо «йога», либо вовсе «не-йога». Итак, мы привели несколько противоречивых утверждений относительно системы в целом, и когда мы перейдем к подробному текстуальному сравнению комментариев, нам останется только конкретизировать данные герменевтические предпосылки.

Наконец, последнее противоречие, которое следует отнести к «исходным», — это противоречие между йогой и философией, поскольку само словосочетание «философия йоги» тоже подвергается переосмыслению, хотя мы и выделяем особые философские основания хатха-йоги. Несмотря на общепринятое включение йоги в число основных философских систем, здесь также задан спектр суждений, заключенный между крайними мнениями. С одной стороны, Свами Сатьянанда напоминает, что «Йога-сутры» также называют «Йога-даршана», что обычно переводят как «философия йоги», хотя в действительности термин *даршана* имеет более широкое значение как «процесс видения», которые предполагает проникновение за пределы сферы восприятия чувств и разума. Таким образом, подразумевается не философское мышление в западном смысле рефлективной деятельности разума, а способность «видеть невидимое», или «духовное прозрение». С другой стороны, Рамамурти Мишра утверждает, что система йоги представляет собой практический аспект всех «философий», включает в себя все философские средства и методы, и нет ни одной философии, в которой каким-либо образом не присутствовала бы йога, а все основатели философских систем в той или иной форме практиковали йогу.

Часть I.

Традиция Шри Кришнамачарьи

Глава 1.
Шри Тимуралаи Кришнамачарья

Водоворот в русле традиции

Для понимания оснований всей современной йоги Шри Кришнамачарья (1888–1989) является ключевой личностью, поскольку его деятельность послужила вполне определенным рубежом в развитии традиционной йоги. Он объединил два направления йоги, изначально развивавшихся самостоятельно, — учение Северной Индии, базирующееся на «Йога-сутрах» Патанджали и полученное им от своего *гуру* в Гималаях, и учение Южной Индии, передаваемое по традиции в его семейном клане от тамильских мастеров-*альваров*. Среди его собственных учеников трое стали основателями новых школ йоги, которые к настоящему времени приобрели наибольшую известность в мире, —аштанга-виньяса-йоги, айенгар-йоги и вини-йоги, — что не означало разложения синтеза, осуществленного Шри Кришнамачарьей, на прежние составляющие.

На фоне повсеместного выхолащивания древних знаний Шри Кришнамачарья предстает воплощением некой «крайности» в том, что делает человек с йогой и йога с человеком. Жизнь Шри Кришнамачарьи вобрала в себя все трудности и преимущества духовного перепутья, позволив ему вместить в своем сознании и трансформировать в практические принципы йоги множество аспектов других индийских учений, включая как философские системы, так и практические навыки аюрведы. В различных изложениях его жизненного пути встречаются некоторые фактические разночтения, создающие трудности для понимания мотивации отдельных действий и восстановлении причинно-следственных связей между накоплением знаний и опыта и последующими актами совершения самостоятельного выбора. Также и аспекты его учения предстают неоднозначными не только в передаче разных учеников, но даже в выступлениях разных лет его сына и преемника. Однако внимательное отношение к вехам пути Шри Кришнамачарьи и глубокое проникновение в его наследие способно многое прояснить в становлении тех форм йоги, которые приемлемо называть «современными».

Биография: синтез индийских учений

Наследие святого Натхамуни

Шри Тимуралаи Кришнамачарья родился 18 ноября 1888 г. в одной из деревень княжества Майсур в Южной Индии. Его род ведет свое происхождение от знаменитого южно-индийского святого IX в. Натхамуни — автора утраченного трактата «Йога-рахасья» («Тайное учение йоги») и основоположника традиции вишнуитских *гуру*. Обратившись к религии в семейной вишнуитской традиции, Шри Кришнамачарья приобщился к учениям великих йогов, которых называют *альварами*. Считающиеся воплощениями Бога и «посланные править», *альвары* направляют помыслы других людей, обладая могуществом с самого младенчества. Независимо от того, принадлежат ли они к высшей *варне брахманов* или родились в семьях простых крестьян, они приходят в мир, изначально наделенные сверхъестественными способностями. Шри Кришнамачарья изучил труды этих мастеров, написанные на его родном тамильском языке, и воспринял южно-индийское понимание смысла йоги.

В безотчетной преданности богу *(бхакти)* вишнуитских вероучителей *(ачарья)* экстатическая набожность *альваров* не только привлекала необразованных индусов, которых трогали глубокие переживания бхакти-йоги, но также подвигала думающих последователей на создание сложных философских построений, сосредоточенных на идеале любви к Богу. Первым из образованных почитателей Вишну стал Натхамуни, живший в IX в. По преданию, он ходил обнаженным, распевая священное имя бога Вишну. Некоторые ученые отождествляют его с Шри Натхом, автором нескольких сочинений, включая «Йога-рахасью» и «Ньяя-таттву». Другим влиятельным авторитетом был Ямуна, внук Натхамуни, написавший шесть трудов, наиболее важным из которых признается «Сиддхи-трая» («Триада Совершенства»). Ямуна, считавший себя «сосудом тысячи грехов», познакомился с восьмеричной йогой благодаря Куруканатху, которому поведал это учение его дед Натхамуни.

«Йога-рахасья» Натхамуни послужила важнейшим источником для Шри Кришнамачарьи. Подлинный текст трактата не дошел до наших дней, но Шри Кришнамачарья воспринял его содержание в откровении во время совершения паломничества. В «Йога-рахасье» имеется немало сведений, которых нет в «Йога-сутрах» Патанджали — основном тексте северной традиции йоги. Натхамуни уделяет огромное внимание *бхакти* — преданности Богу, однако в текст включено множество практических советов и способов адаптации йоги к индивидууму. В частности, там можно найти много подробностей о дыхании во время выполнения *асан* и об использовании йоги для лечения болезней. Познакомившись с представлениями Натхамуни об улучшении здоровья с помощью йоги, Шри Кришнамачарья буквально своими пальцами стал чувствовать сущность древнеиндийской медицины *(аюрведы):* он научился получать важнейшую информацию о состоянии человека по его пульсу, совершая подлинные чудеса исцеления.

Брахманское образование

В данной семейной традиции было естественно стать крупным ученым-санскритологом, знатоком ведийской литературы и религии. Для Шри Кришнамачарьи изучение санскрита было предопределено, поскольку он принадлежал к классу людей, предки которых в древности служили известными советниками при правителях. В те времена для представителя их среды знание санскрита являлось нормой, ибо им приходилось изучать древние санскритские тексты. Получая традиционное образование, человек должен был овладеть санскритом в степени, достаточной для понимания классических ведических текстов. Йога, как часть ведического знания, вызывала у Шри Кришнамачарьи особый интерес, поскольку он был потомком Натхамуни. В обретении всесторонней брахманской учености Шри Кришнамачарья просто продолжил традицию, и его первым учителем стал его собственный отец.

Отец Шри Кришнамачарьи, признанный ведийский ученый *(пандит),* был известен как Ганапати Шриниваса Тхатхачарья. Первые уроки санскрита, проходившие на его родном языке, Шри Кришнамачарья получил от отца в возрасте пяти лет, после совершения обряда надевания священного брахманского шнура (*брахмопадеша*). Как и подобает будущему *брахману*, наделенному полномочиями совершения ведических обрядов, он начал изучать *шастры*. В роли учителя отец был очень строг: он не только поправлял допущенные ошибки, но и сурово наказывал за них. Шри Кришнамачарью могли разбудить посреди ночи и заставить много раз подряд распевать наизусть ведийские гимны, а если он не отзывался немедленно, то отец осторожно капал ему в ухо воду, чтобы он проснулся. Иногда отец сам присоединялся к пению, и глубокой ночью его голос звучал тихо, но выразительно.

В возрасте двенадцати лет Шри Кришнамачарью отдали учиться в Брахма-тантра-паракала-матх — одну из известнейших и наиболее уважаемых брахманских школ в Майсуре. Одновременно с изучением ведийских текстов и ритуалов он посещал Майсурский королевский колледж, а уже в шестнадцать лет сдал экзамены по *шастрам* и *пурва-мимансе* на степень *видвана* (знатока). Шри Кришнамачарья вступал в дебаты о предметах, рассматриваемых в *шастрах*, с профессорами колледжа и всеми приезжими *пандитами*. Он даже спорил с ними, но именно таким образом ему удалось понять недостаточность своего образования. Шри Кришнамачарья жаждал знаний настолько сильно, что обязательства перед родителями и привязанность к близким померкли перед этим стремлением. Поскольку его учителя не принимали некоторых из его взглядов, он решил узнать все о ведийских *даршанах* (школах индийской мысли), особенно о системах *тхаркам*, *вьякаранам* и *санкхья*. Однажды его отец толковал «Йога-сутры» Патанджали, используя такие сложные термины, как *паринаматрая*, *самьяма* и *анахата-джняна*. Шри Кришнамачарья начал выспрашивать их смысл, но отец посоветовал ему изучить весь текст. Тогда у Шри Кришнамачарьи впервые зародилась надежда найти опытного учителя йоги, хотя его традиционное образование еще не было завершено.

После сдачи выпускных экзаменов в Майсуре, Шри Кришнамачарья изучал религиозный трактат «Веданта-калакшепа» и в течение двух лет служил в Паракала-матх, но хотелось ему совсем иного. С каждым днем росла его жажда знаний, а вместе с ней нарастала и неудовлетворенность сложившейся ситуацией. Ведь посещая лекции по *санкхье* и *мимансе*, он мечтал поехать в лучшие университеты Индии и узнать все о различных школах индийской философии. В начале XX века славился своими учеными университет в Каши (Варанаси), и отец Шри Кришнамачарьи, видя его тягу к знаниям, позволил ему покинуть дом. Так, в возрасте восемнадати лет Шри Кришнамачарья отправился в Каши изучать санскрит, логику и грамматику. К нему присоединились и коллеги по Майсурскому колледжу, но никто не остался для прохождения полного курса. Только Шри Кришнамачарье посчастливилось быть допущенным к обучению, ибо университетские знаменитости признали его выдающиеся способности. Он изучал *таркам* у Вамадевы Бхаттачарьи и пробыл в Каши более десяти лет, кроме того, он изучил *даршаны* и получил в университете Надия титул *ньяя-ратнам* - «жемчужина понимания». Все эти годы он занимался только наукой, а практиковал лишь повторение *Гаятри-мантры*.

Гималаи: основы практики

Знакомство с Махамахопадьей Ганганатхом Джхой, возглавлявшим университет в Каши, стало поворотным моментом в жизни Шри Кришнамачарьи. Между ними возникла крепкая дружба, а позже Джха попросил молодого ученого обучать его собственного сына. Ганганат Джха был *йогачарьей* (учителем йоги). Когда Шри Кришнамачарья обратился к нему за наставлениями, тот спросил его, действительно ли он намерен серьезно изучать йогу. Шри Кришнамачарья по-прежнему жаждал преумножения познаний, ведь еще отец советовал ему постичь «Йога-сутры». Тогда учитель сказал: «Если вы действительно хотите овладеть йогой, вам следует совершить путешествие в Тибет, где живет *йогешвара* Рамамохан Брахмачарья. На языке *гургха* существует книга под названием "Йога-гурандам", в которой содержатся практические сведения об улучшении здоровья методами йоги. Если вы отправитесь к Рамамохану, вам откроется подлинный смысл "Йога-сутр"». Едва Шри Кришнамачарья услышал эти слова, в нем немедленно зародилось стремление достичь цели. Он желал бы перемещаться со скоростью мысли, но был задержан обстоятельствами.

В то время губернатором был лорд Ирвин, резиденция которого находилась в Симле. Ганганатх Джха отправил ему письмо, рекомендуя своего молодого друга как знатока *шастр*, обладающего прекрасными личными качествами. Он просил помощи правителя в получении необходимых документов для путешествия в Тибет. Но, к несчастью, тот был болен диабетом, и военный врач, — а им оказался сын одного университетского преподавателя, — не мог его вылечить. Шри Кришнамачарья был чрезвычайно удивлен, получив письмо с просьбой прибыть в Симлу. Целых полгода он обучал губернатора йогическим методам, пока тот не почувствовал значительное облегчение. Губернатор был счастлив сделать для Шри Кришнамачарьи все необходимое, чтобы способствовать его выезду из Индии, пересечению Непала и прибытию в Тибет. Вместе с ним послали трех помощников, для всех изготовили кожаную одежду, хорошо защищающую от холода, а расходы на поездку были покрыты британским правительством. Они шли два с половиной месяца, встречаясь с отшельниками и останавливаясь на ночлег в их пещерах, пока не достигли, наконец, жилища Рамамохана Брахмачарьи. Существует и другая версия развития событий: будто Шри Кришнамачарья, движимый присущим ему состраданием, прервал свое ученичество на полгода и специально покинул Гималаи с целью помочь губернатору избавиться от недуга, но она кажется гораздо менее вероятной.

Итак, по преданию, в 1916 г. Шри Кришнамачарья отправился в Тибет и там, у подножия горы Кайлас, неподалеку от озера Манасаровар, встретил своего *гуру* — ученого йога Рамамохана Брахмачари. При встрече с *гуру* он простерся перед ним. Было очевидно, что Ганганатх Джха известил его заранее о предстоящем визите: учитель встретил его с любовью и добротой. Несмотря на имя *Брахмачари*, он жил вместе с женой и восемью детьми; их пищей были *пури* (индийский хлеб), *халва* (смесь из овощей или плодов со сластями и топленым маслом) и чай. Шри Кришнамачарья провел со своим учителем около восьми лет. Рамамохан заставил его выучить наизусть весь трактат «Йога-гурандам» на языке *гуркха*. В этой книге содержались очень точные и пространные комментарии к «Йога-сутрам» Патанджали, совершенно необходимые ввиду краткости *сутр*, а также ясные описания различных видов йогических поз и движений. Только после изучения данного трактата Шри

Кришнамачарья начал понимать скрытое значение *сутр*, ставшее основой его собственного учения.

Отправиться в Гималаи на поиски учителя было личным неординарным решением Шри Кришнамачарьи, а вовсе не обязательным требованием для представителя его семейного клана. Многое из того, что воспринимается как уникальные достижения Шри Кришнамачарьи, было получено им от учителя, — прежде всего, сам метод *гуру*, включавший в себя преподавание текстов с параллельным обучением *асанам*. Рамамохан Брахмачари оказал огромное влияние на дальнейший жизненный путь своего ученика, вдохновив его распространять послание йоги и использовать целительские способности для оказания помощи больным. В результате Шри Кришнамачарья отказался от научной карьеры, отклонив многочисленные предложения занять профессорскую кафедру по санскриту, логике, *веданте* и другим дисциплинам. В конечном счете, он вернулся на юг и взялся за изучение традиционной индийской медицины *аюрведа* и философской системы *ньяя*.

Майсурская школа йоги

Когда Шри Кришнамачарья спустился с Гималаев, *махараджа* Джайпура пригласил его как выдающегося ученого и знатока йоги возглавить *Видья-шалу* (Центр обучения философии и йоге). Но необходимость следовать расписанию занятий и отвечать многообразным требованиям стесняла его свободолюбивый и деятельный дух. Под предлогом приближающейся церемонии *шраддха* (ежегодное почитание предков) он возвратился в Каши, где встречался и беседовал с различными учеными. Находившийся под сильным впечатлением от новых методов Шри Кришнамачарьи сын директора университета Амарнатх Джха представил его многим монархам, и он приобрел всеобщее уважение. В то время Кришнараджа Вадияр, — *махараджа* Майсура, гостивший в Каши, — услышал о прославленном *пандите* и пригласил его посетить свой дворец. Так, в 1924 г. Шри Кришнамачарья вновь оказался в Майсуре, где сам *махараджа* вскоре стал его преданным учеником и создал при дворе настоящую *йогашалу* (школу йоги).

Первоначально он должен был обучать йоге мальчиков Арасу, родственников царской семьи по материнской линии. В его распоряжение были предоставлены дворцовые помещения и построен зал для занятий йогой, где он начал преподавать *асаны* один-два раза в неделю. Спустя три года несколько учеников достигли высокого уровня, позволявшего им преподавать йогу, и *махараджа* построил еще три зала, вложив в расширение *йогашалы* огромную сумму денег. Шри Кришнамачарья стал самым близким советником *махараджи* и принимал участие в управлении дворцом. Также он получил доступ к архивам, где ознакомился с такими поздними трактатами XVIII в., как «Шритаттва-нидхи» (по йоге) и «Вьяяма-дипика» (по гимнастике), материал которых вошел в его собственную систему. По просьбе *махараджи* он написал несколько работ: «Йога-макаранда», «Йоганджали» и «Йогасанала», впоследствии изданных в университете Майсура. Архивные документы свидетельствуют, что Кришнараджа Вадияр постоянно посылал Шри Кришнамачарью в поездки по стране с лекциями и демонстрациями, для которых часто требовались достоверные сведения о терапевтическом эффекте *асан*.

При поддержке *махараджи* преподавание йоги успешно продолжалось до середины прошлого столетия, и постепенно слава об учителе распространилась по всей Индии. Еще в 1937 году у Шри Кришнамачарьи появились первые западные ученики, среди которых была Индра Дэви. В течение долгих двух десятилетий у него обучался Паттабхи Джойс, продолжающий Майсурскую традицию вплоть до наших дней. Первые уроки йоги получил там и Айенгар, которого вскоре отправили преподавать йогу в Пуну. В начале второй мировой войны Шри Кришнамачарью посетила группа французских врачей, желавших удостовериться, что опытный йог действительно способен по собственному желанию останавливать работу сердца. Для Шри Кришнамачарьи этот рискованный эксперимент был довольно скучной демонстрацией, но он считал своим долгом добиться признания йоги в скептически настроенных научных кругах. До сих пор в архивах дворца хранятся свидетельства множества людей, исцелившихся благодаря йоге.

После обретения Индией независимости и образования временного правительства главным министром Майсура стал К. С. Редди, стремившийся к сокращению расходов в княжестве.

На его взгляд, *йогашала* не имела большого значения, и он послал Шри Кришнамачарье письмо с требованием прибыть в его апартаменты для переговоров, но тот отправил обратно с посыльным краткий ответ: «Я независим и не являюсь ничьим подданным. Если вы желаете встретиться со мной, вы можете прибыть в *йогашалу*». Тогда министр издал указ о закрытии *йогашалы* в трехмесячный срок, однако студенты не подчинились, а организовали демонстрацию перед его домом. Поспешив выйти к ним, чтобы успокоить вспыхнувшие волнения, Редди упал с лестницы и получил серьезные повреждения. Несмотря на конфликт, узнав от различных людей об искушенности Шри Кришнамачарьи в области *аюрведы*, он не замедлил послать за ним секретаря. Пораженный успешным исцелением, министр хотел заплатить Шри Кришнамачарье пять тысяч *рупий*, но тот ответил: «Я не работаю за плату и не нуждаюсь в деньгах. Отдайте их бедным студентам *йогашалы*».

Мадрасский период итогов

Майсурская *йогашала* обрела широкую славу, и в 1937 г. Шри Кришнамачарья получил приглашение выступить с обращением к студентам на открытии семестра в мадрасском университете. Этот визит положил начало его длительной дружбе с Аллади Кришнасвами Айером, Т. Р. Венкатарамой Шастри, В. П. Рамешаном, М. К. Намбияром и другими влиятельными государственными деятелями. Позднее его вызывали в Мадрас (Ченнаи) лечить известного политика от сердечных приступов, а после обретения Индией независимости и конфликта с новым правителем Майсура, друзья пригласили Шри Кришнамачарью окончательно переехать в Мадрас. По их настоянию, он сразу приступил к ведению вечерних классов йоги в колледже им. Свами Вивекананды, куда приезжали учиться не только индийцы, но и европейцы, которых постепенно становилось все больше. Одними из первых среди разыскавших Шри Кришнамачарью были Герард Блиц, впоследствии распространивший его учение в Европе, и Жан Клейн, учитель *адвайты*. Шри Кришнамачарья занимался с людьми по-разному, в зависимости от их потребностей, возраста и здоровья.

Наконец, Т. К. В. Дешикачар, — сын и преемник Шри Кришнамачарьи, — основал в 1976 г. Кришнамачарья-йогамандир, где и поныне осуществляется деятельность в трех направлениях. Во-первых, *мандир* открыт для всех, кому нужна помощь в решении психологических проблем или исцелении от болезней, и организация получила признание Департамента здравоохранения. Во-вторых, проводятся занятия по йоге для всех желающих — индийцев и иностранцев. Обучение йоге включает в себя не только освоение *асан*, но и изучение всего духовного и культурного наследия Индии: проходят занятия по декламации ведийских текстов и истолкованию таких важных древних текстов, как *упанишады*, «Йога-сутры» и «Йога-рахасья». Третья область деятельности — исследовательские проекты, затрагивающие различные аспекты йоги, с целью сопоставить систему Шри Кришнамачарьи с другими йогическими традициями. Например, проводились исследования по лечению болей в спине и работе с умственно-неполноценными людьми; создан проект по разработке методов преподавания учения Шри Кришнамачарьи.

Накануне столетия своего отца Дешикачар рассказывал в интервью о состоянии, в котором находился Шри Кришнамачарья в столь преклонном возрасте. Во время преподавания он всегда сидел с прямой спиной, не меняя положение тела в течение полутора часов. Память его оставалась настолько безукоризненной, что он безошибочно воспроизводил любую строку из «Йога-сутр» Патанджали. Продолжая практиковать йогу, он выполнял стойку на голове и длительные задержки дыхания в позе лотоса. При проведении индуистского ритуала *шраддха* в годовщину смерти родителей он сидел неподвижно в течение трех часов, воздерживаясь от пищи с самого вечера и не пропуская ни одной стадии сложной церемонии. Когда *брахман* усаживался за стол, Шри Кришнамачарья распевал гимны с прежней интонацией, сохраняя безупречную почтительность к *брахману*, и останавливался только после завершения трапезы, символизировавшей насыщение предков. Шри Кришнамачарья вдохновлял окружавших его людей до 1989 г., оставив преподавание всего за полтора месяца до смерти, наступившей в возрасте ста одного года.

Учение: истоки «современной» йоги

Уникальность подхода к личности

Поскольку Шри Кришнамачарья прекрасно разбирался в философской системе *санкхья*, которая считается теоретической основой «Йога-сутр» Патанджали, в его комментариях к *сутрам* можно выделить немало неортодоксальных суждений, сделанных вполне осознанно. Однако главное преобразование, признанное всеми его последователями, заключается в принципиально ином подходе к применению йоги в целом. Для традиционного индийского обучения характерно превращение подготовленного ученика в «носителя» традиции, что позволяло сохранять концептуальную преемственность на протяжении многих веков. Любые отклонения строго фиксировались и закреплялись посредством полемики в качестве таковых. Радикальный переворот, совершенный Шри Кришнамачарьей, состоял в утверждении зависимости разработки конкретных йогических практик от исходного состояния ученика, предопределяя достоверность его йогического бытия и истинность существования йоги вообще. Безусловно, данный подход выводится вовсе не из постулатов персоналистической психологии, а наоборот, из мистического опыта бхакти-йоги. Полная преданность Господу позволяет искать способов раскрытия Его присутствия в каждом человеческом воплощении, изначально предназначенном для полного освобождения. Однако вопрос о редукции йоги как пути освобождения к йоге как индивидуальной самореализации в психологическом смысле остается открытым.

По утверждению Дешикачара, уникальность йоги Шри Кришнамачарьи состоит в строго индивидуальном подходе и учете неповторимости каждой личности. Подлинное уважение к человеку приводит к тому, что за отправной момент принимается его нынешнее состояние. Отправной пункт выбирается не учителем, а учеником, что требует разнообразия методов в пути. Нет единого подхода, приемлемого для всех, поэтому Шри Кришнамачарья всегда предлагал то, что считал уместным в данном конкретном случае: иногда *асаны,* иногда молитвы, а порой даже советовал прекратить ту или иную практику, и это неожиданно оказывало исцеляющее действие. Суть его учения заключается в следующем: не человек должен перекраивать себя под йогу, а практики нужно подбирать так, чтобы они подходили человеку. Именно это отличает отношение Шри Кришнамачарьи к обучению от повсеместно распространенного подхода, предполагающего наличие организации, в которую ученик должен вписаться. В йоге Шри Кришнамачарьи нет шаблонов, и каждый человек волен создавать собственную структуру. Следовательно, прогресс в йоге тоже выражается по-разному. Учитель не должен сдерживать духовное развитие, ставя перед учеником определенную задачу. Помощь, которую йога оказывает личности, основана не столько на информации, сколько на трансформации.

Вполне закономерно, что несколько учеников Шри Кришнамачарьи стали основателями новых школ йоги. Даже в «Йога-сутрах» утверждается, что в зависимости от угла зрения каждый человек получает из данного учения необходимое именно для него. Дешикачар, будучи сыном и преемником Шри Кришнамачарьи, в течение тридцати лет видел много разных аспектов его учения, ежедневно получая реальный опыт. Кроме того, у него всегда была возможность обращаться к отцу с вопросами и разбирать конкретные случаи. Дешикачар находился в прекрасных условиях для обучения, тогда как другие преподающие сейчас мастера были их лишены. Когда они решились передавать накопленный ими опыт, то нашли собственные методы, и Дешикачар не пытается оспаривать их правомерность, поскольку принимает основной тезис своего отца о глубоко личном характере йоги. Согласно *упанишадам*, первое необходимое условие обучения — учитель, а второе — ученик. Не бывает «всеобщей йогичности»: йога есть некое непредсказуемое со-бытие, свершающееся между двумя людьми. Учитель знает путь, но просто показывает его, никому ничего не пытаясь доказать. Возможное возражение, что один из названных людей — не человек в обычном состоянии, а йог, тогда как другой лишь намерен стать таковым, снимается именно на уровне бхакти-йоги.

Переосмысление аштанга-йоги

Шри Кришнамачарью справедливо называли «человеком ренессанса», подчеркивая всестороннюю одаренность и способность к синтезу. Отдельные нетрадиционные источники его йоги и поныне хранятся в библиотеке Майсурского дворца. Но не будем торопиться искать истоки новаторства Шри Кришнамачарьи в пограничных областях знания (*аюрведа* или *санкхья*), южно-индийских автохтонных текстах, вводящих *пранаяму* непосредственно в практику *асан*, а то и вовсе маргинальных экспериментах по превращению гимнастических упражнений в *асаны*. Гораздо важнее остановиться на основных смысловых смещениях, произведенных им на уровне внутренней дифференциации в практике йоги. Рассмотрим в общих чертах его отношение к каждому из этапов классического пути северной традиции йоги, зафиксированного в «Йога-сутрах» Патанджали, — тексте, который всеми признан как основа йоги самого Шри Кришнамачарьи.

Яма

На подготовительном уровне предписания *ямы* определяют, от чего следует воздерживаться, и задают внешнюю канву жизни, одним из характерных признаков которой была *брахмачарья* (целомудрие). Подобно своему учителю, Шри Кришнамачарья считал, что для наших дней уже не подходит традиционная *санньяса,* подразумевающая ношение оранжевых одежд, странствия с места на место, отсутствие постоянного пристанища и сбор подаяния. Быть *санньясином* — значит целиком и полностью отдать себя высшей силе. Шри Кришнамачарья не воспринимал совершаемые им поступки как свои действия, сознавая собственную беспомощность и принимая проходящую через него силу за волю учителя или Бога. Для него не существовало противоречия между семейной жизнью и истинным духом *санньясы.* Шри Кришнамачарья хотел, чтобы все дети, включая дочерей, занимались йогой, и всегда находил время заботиться об их потребностях. Его жена практиковала *асаны, пранаямы* и медитацию в периоды беременности, проверяла правильность выполнения *асан* детьми и знала наизусть все священные тексты. Из шести детей двое сейчас преподают йогу.

Нияма

Указания *ниямы* касаются того, к чему следует последовательно прилагать неустанные усилия для внутреннего очищения. Шри Кришнамачарья считал, что сегодня они утратили всякую ценность, кроме двух — разборчивости в пище и словах. К последнему предписанию относится повторение сакральных текстов. Предчувствуя, с какими трудностями столкнется изучение *вед* в современном мире, Шри Кришнамачарья старался распространять ведическую культуру, преподавая йогу, санскрит и собственно *ведические мантры* каждому, кто обращался к нему с подобными просьбами. Его не устрашала критика со стороны *брахманов*, что гимны *вед* непозволительно петь непосвященным, поскольку в гораздо большей мере он опасался полного забвения ведического знания среди людей. *Веды* следовало сохранить любой ценой, поэтому в 1999 г. под эгидой Кришнамачарья-йога-мандира был открыт специальный центр *Ведавани* для обучения ведическому пению. Дешикачар, ссылаясь на авторитет отца, заверил на церемонии открытия, что при всей невозможности воспроизвести древние формы обучения необходимо постараться удержать от исчезновения, по крайней мере, духовную наполненность традиции.

Асана

Шри Кришнамачарья никогда не рассматривал хатха-йогу, к которой обычно относят *асаны* и *пранаямы*, просто как систему физических упражнений. Йога во всех формах означала для него деятельность, ведущую к освобождению и воссоединению с Богом. Такое понимание вполне ортодоксально, ибо еще Сватмарама в «Хатха-йога-прадипике» определял хатха-йогу как средство для подготовки к раджа-йоге, причем средство совершенно необходимое. На пути к полной свободе требуется сильная воля и способность постоянно трудиться, а немощь тела отвлекает внимание: человек не столько поглощен мыслями о Боге, сколько озабочен своими телесными страданиями. Этапы практики, на которых осуществляется работа с физическим телом, представляют собой не альтернативный путь, а ступень, обеспечивающую возможность пройти весь путь до конца. Йога призвана увеличить способность человека проникать в суть вещей, и *асаны* тоже направлены к достижению данной цели, подготавливая тело к изменению параметров восприятия. В итоге предполагается не просто восстановление здоровья, а качественная физическая трансформация.

Остановимся на основополагающих принципах построения практики, которые были введены Шри Кришнамачарьей или даже восприняты им от *гуру* либо из текстов, хотя часто приписываются его ученикам. Самые главные из них закрепились в трех наиболее известных школах, созданных в данной традиции: вини-йоге, айенгар-йоге и аштанга-виньяса-йоге. При значительном расхождении в подходах, важно отметить, что *асана* выступает в каждой из них средоточием всей практики.

Во-первых, Шри Кришнамачарья ввел в практику йоги значительное количество совершенно новых *асан*, подбирая определенные комплексы и последовательности в каждом конкретном случае и варьируя их по мере изменения состояния, — здоровья пациента либо сознания ученика. Если разнообразие *асан* восприняли многие школы, то сам «творческий» подход закрепился в вини-йоге, и ниже этот стиль выступит отдельным предметом исследования. Начатая Сьоманом работа в архивах Майсурского дворца, где он обнаружил трактаты, послужившие источниками для описания *асан*, по его собственному признанию, далека от завершения. Более того, многие *асаны* Шри Кришнамачарья, по-видимому, «нашел» интуитивно, в процессе накопления опыта.

Во-вторых, Шри Кришнамачарья начал употреблять подручные средства, чтобы облегчить начинающим выполнение сложных *асан*. Сюда включается применение стен, веревок, блоков, валиков и даже одеял и стульев. Впоследствии разработка «пропсов» стала характерной чертой айенгар-йоги, где долгие годы ученики осваивают не столько сами *асаны*, сколько различные способы освоения *асан*. Отсутствие сидячих медитаций в системе Айенгара тоже возводится к идее Шри Кришнамачарьи, согласно которой практика *асан* сама по себе есть *свадхьяя* и позволяет совершенствовать способность к самосознанию.

В-третьих, Шри Кришнамачарья считал важным связывать асаны между собой посредством динамических переходов *(виньяс)* в завершенные комплексы. Кроме того, он подчеркивал необходимость использовать при выстраивании последовательностей принцип *пратикрия-асаны* — компенсации, или контр-позы. Суть его в следующем: поскольку каждое действие вызывает противодействие, нужно создать условия для проявления спонтанной реакции тела. Например, прогибы должны чередоваться с наклонами, а растяжение связок — сопровождаться укреплением мышц и т.п. Оба принципа составили основу аштанга-виньяса-йоги.

Пранаяма

Шри Кришнамачарья в поисках особого подхода к каждому ученику неизменно использовал энергию дыхания, чему никто ранее не придавал такого всеобъемлющего значения. Шри Кришнамачарья утверждал, что *пранаяма* коренится в *асане*: только выполнение *асан* в сочетании с определенными дыхательными техниками ведет к освоению *пранаямы*. И, наоборот, посредством изменения методики и длины дыхания, комбинируя *асаны* и меняя дыхательный ритм, можно видоизменять позы так, чтобы они удовлетворяли индивидуальным потребностям практикующего. Относительно допустимости контроля дыхания в процессе практики асан до сих пор ведется полемика даже среди последователей Шри Кришнамачарьи, не говоря уже о представителях других йогических традиций. Подробнее мы остановимся на данной критике при рассмотрении вини-йоги, где продолжают экспериментировать с подбором способа дыхания в каждой отдельной *асане*. В значительной мере этот вопрос касается и аштанга-виньяса-йоги, где особое дыхание *удджджайи* неизменно сопутствует полному динамическому циклу. И лишь в айенгар-йоге принята установка на то, что с дыханием следует работать отдельно.

В практике собственно *пранаямы* Шри Кришнамачарья делал акцент на использовании *бахья-кхумбаки* (задержки после выдоха) и усилении *речаки* (выдоха). Причины таких предпочтений просты: в контексте *аюрведы* он понимал управление дыханием как *брамхана-крию* (технику поклонения) или *лангхана-крию* (технику очищения). Применение *бандх* (замков) считается самым сложным в хатха-йоге, но, изучив множество текстов, Шри Кришнамачарья всегда точно определял, какую из них следует включить в каждый этап *пранаямы*, и особенно хорошо разбирался в эффектах *мула-бандхи* (корневого замка). Более того, он считал правильным активно практиковать *маха-мудру*, соединив аспекты *асаны*, *пранаямы* и *мудры* в одном действии. Дешикачар утверждает, что именно его отец привнес идею *бхаваны* в практику *пранаямы*: вдох есть вдохновение от Господа, а выдох — погружение в Господа, предание себя высшей воле. Таким образом, возникает наложение этапов практики: *пранаяма* начинается в *асане*, а *дхьяна* (медитация) начинается в *пранаяме*. Если проводить параллели с тантрическими техниками, то энергию *кундалини* Шри Кришнамачарья приравнивал к *пране*. Вот почему *пранаяму* с усиленным выдохом и *бандхами*, дополняемую преданным пением, он признавал самым эффективным методом пробуждения *кундалини*. При подобном подходе результат практики зависит лишь от состояния ума — овладения *вайрагьей* (отрешенностью).

Пратьяхара, дхарана, дхьяна, самадхи

Высшие ступени практики допустимо объединить, ибо Шри Кришнамачарья рассматривал их в совокупности. Понимая хатха-йогу как *садхану* (духовную практику), он считал, что именно наличие устремленности превращает раджа-йогу в бхакти-йогу. Длительное сосредоточение, или *дхьяна* (медитация), представляет собой характерное состояние ума, который имеет ограниченную природу и вообще не способен схватывать сущее за пределами формы. Следовательно, *деша* (тело), или объект такого сосредоточения, должен быть непременно *сагуна* (качественным), а не *ниргуна* (бескачественным). Обычное человеческое существо нуждается для концентрации ума в определенных формах и образах, а значит, любая *ниргуна-дхьяна* (безобъектная медитация) есть не более чем *викальпа*, или продукт концептуализации — понятие или представление. Неудивительно, что визит *брахмана* в дом Шри Кришнамачарья воспринимал как приход самого Бога и заботился об исполнении индуистских домашних ритуалов тщательнее, чем это делается во многих храмах. Подобное весьма осторожное отношение к реализации *самадхи* как высшей цели йоги передалось по наследству и его ученикам, что прослеживается в их комментариях к «Йога-сутрам» Патанджали.

Распространение йога-терапии

В изданиях по йоге на Западе лишь изредка встречается напоминание о том, что йога есть не просто способ оздоровления, а путь к полному освобождению от обусловленного человеческого существования. Напротив, для индийца, воспитанного в рамках традиционной культуры, вполне актуально следующее высказывание Дешикачара: «Для большинства людей йога есть чисто духовная дисциплина, но Шри Кришнамачарья понимал ее более широко». Западный термин «йога-терапия» не означает, что приспособление методов йоги для лечения болезней и решения психологических проблем началось сравнительно недавно, будучи вызвано потребностями цивилизованного общества. В южно-индийской лексике ему соответствует специальный термин *йога-чикитса,* и существуют многочисленные коннотации между практикой йоги и традиционной индийской медициной (*аюрведой*). В йоге применяется много различных методов лечения: иногда нужна *мантра*, в других случаях необходимо изменить диету, порой используются *асаны,* а некоторым людям помогает *пранаяма*. В любом случае, болезнь становится препятствием на пути к духовному просветлению, которое нужно устранить.

Рекомендации Шри Кришнамачарьи по достижению физического, умственного и духовного здоровья основывались на пульсовой диагностике, *аюрведе* и йогической системе оздоровления Натхамуни. Истоки его целительских способностей кроются в той среде, в которой он вырос, и первые советы по лечению диабета и других болезней он получил от отца. Шри Кришнамачарья ясно понимал, что ему необходимо хорошо разбираться в медицине, поэтому он побывал в Бенгалии, где учился у известного целителя Кришны Кумара. Также он умел получать важнейшую информацию о состоянии человека, исходя из пульса. Это знание он перенял от мастеров и из древних текстов: кто бы ни обращался к нему за помощью, прежде всего он проверял пульс. Дело в том, что практика йоги воздействует на *нади* (энергетические каналы тела), что отражается на частоте сердцебиения, которая показывает, как строить последующую практику. В целом, для улучшения здоровья и увеличения продолжительности жизни следует замедлять пульс.

Тем не менее, Шри Кришнамачарья пренебрегал техниками *шат-крийи* — шесть способов внешнего и внутреннего очищения тела от загрязнений. Неизменно предписанные *аюрведой* для подготовки к любому лечению, они рекомендуются в «Хатха-йога-прадипике» для подготовки к соблюдению моральных требований *ямы* и *ниямы*. Шри Кришнамачарья не видел в них особой необходимости, поскольку при правильно построенной практике *асан* и *пранаямы*, в совокупности с внимательным отношением к выбору пищи, дополнительное очищение не требуется. Данные техники получили разработку в других течениях хатха-йоги, особенно в школах Дхирендры Брахмачари и Шри Йогендры. Несмотря на полное отсутствие столь важного аспекта терапевтической практики, лечение методами *аюрведы* и йоги стало важнейшим направлением в последний период деятельности Шри Кришнамачарьи. Поскольку на протяжении всей жизни к нему обращались люди, страдавшие от всевозможных болезней, продолжением этой составляющей его биографии выступает текущий прием больных в Кришнамачарья-йога-мандире.

Феномен «дилетантизма» в йоге

Шри Кришнамачарья был признанным «профессионалом» в йоге, окруженный более или менее серьезными продолжателями его дела. При наличии множества последователей неизбежно возникает характерная черта дилетантизма, — игнорирование дифференциации внутренней структуры. Другая крайность, которая часто совпадает с первой, состоит в допущении самоопределения для каждого, кто объявляет себя причастным традиции. В итоге, складывается внешнее впечатление, что за общими фразами «йоги считают», «в йоге принято» скрывается вседозволенность создавать собственную йогу, вовсе не считаясь с объективными законами развития. Тогда традиция воспринимается со стороны как нечто однородное и в то же время совершенно хаотичное, «кишащее» яркими и не слишком яркими личностями. Но нет йоги вообще и нет «йоги Шри Кришнамачарьи», подобно тому как нет ни философии как таковой, ни «своей» философии, даже «философии Гегеля».

Перед человеком, желающим чего-то достичь, встает проблема определить, какие существуют варианты формулировки цели и способы их достижения. Поэтому ему приходится начинать со структурирования, точнее, постижения структуры традиции в целом, а при выделении элементов неизбежно оказывается, что вычленить их едва ли возможно, и нужно налаживать связи.

Остается обозначить место новой традиции в многовековой йогической культуре. Наиболее очевидная герменевтическая возможность «вписать» йогу Шри Кришнамачарьи в переписанный им контекст состоит в том, чтобы проанализировать его интерпретации древних трактатов «Йога-сутр» и «Йога-рахасьи» и соотнести их с другими истолкованиями. Однако второй текст известен лишь в передаче самого Шри Кришнамачарьи, и «чистота» полученного им откровения относительно подлинного содержания данного трактата не может быть подтверждена или опровергнута иначе, чем развитием соответствующей интуиции на основе изучения других текстов вишнуизма. «Йога-сутры» представляют не настолько зыбкую текстуальную субстанцию, ибо существует значительное число древних и современных комментариев, позволяющих отследить этапы становления философии йоги, составляющие основания также и для самых последних разночтений. Намеченные здесь выводы следует считать лишь предварительными предположениями, суть которых может проясниться при сравнительном анализе пояснений к каждой отдельной сутре, выполненных Дешикачаром в строгом соответствии с устными истолкованиями его отца. Безусловно, при различных подходах неизбежно переобозначение исходных понятий: в итоге *самадхи* Шри Кришнамачарьи и *самадхи* любого другого учителя, не исключая и самого Патанджали — разные состояния сознания, определения которых отсылают к разным процедурам подготовки сознания.

Глава 2.
Аштанга-виньяса-йога

Линия преемственности

Паттабхи Джойс

Шри Кришна Паттабхи Джойс родился в июле 1915 г., по индийскому календарю — в день *гуру-пурнимы* (четверг, полнолуние) в штате Карнатака. В его родной деревне Коушике неподалеку от Хасана проживает примерно пятьсот человек. В одном конце главной улицы, прямо возле дома Паттабхи Джойса, стоит храм Вишну, а в другом — храмы Ганапати и Шивы, которым несколько сотен лет, и до сих пор они остаются центром деревенской жизни. Отец Паттабхи Джойса был жрецом и астрологом, а также *пуджарати*, совершавшим богослужения для обитателей деревни. С самого детства, как и надлежит мальчикам из семей *брахманов*, Паттабхи Джойс начал изучать *веды* и индуистские ритуалы.

В возрасте двенадцати лет Паттабхи Джойс посетил демонстрацию йоги, проводившуюся в его школе. На следующий день он встретился с самим йогом, которым оказался Шри Кришнамачарья, и в течение двух последующих лет ежедневно учился у него йоге. Когда Паттабхи Джойсу исполнилось четырнадцать лет, он прошел обряд *упанаяна*, а затем отправился в Майсур поступать в Санскритский университет. С двумя рупиями в кармане и в сопровождении двух друзей он проехал более ста километров на велосипеде по грязным дорогам. Первые годы жизнь была трудной: ему не хватало денег на пропитание, и он просил подаяние в домах *брахманов*, но продолжал ежедневно выполнять *асаны* и посещать занятия. Он изучал веды и *адвайта-веданту*, а также такие оригинальные тексты по йоге, как «Йога-даршана», «Хатха-йога-прадипика», «Гхеранда-самхита», «Йога-яджнявалкья» и др. В 1930 г. Паттабхи Джойс снова посетил демонстрацию йоги, где вновь встретился со своим учителем и возобновил занятия йогой.

Когда *махараджа* Майсура построил для Шри Кришнамачарьи *йогашалу* на территории собственного дворца, тот периодически стал поручать Паттабхи Джойсу вести отдельные занятия и давать демонстрации йоги. Наконец, сам *махараджа* проникся уважением к Паттабхи Джойсу и предложил ему преподавать йогу в Санскритском колледже, пообещав соответствующую должность, бесплатное довольствие и достойное денежное вознаграждение. С позволения *гуру* Паттабхи Джойс с радостью принял это предложение, получил степень *видвана* и возглавлял Йогическое отделение Санскритского колледжа с 1937 по 1973 г. В этот период он женился по любви на девушке по имени Сватмарама, происходившей из древнего рода *пандитов*, а вскоре в семье появились трое детей: Манджу, Рамеш и Сарасвати.

В 1945 г. Паттабхи Джойс был удостоен звания *йогасана-вишарада*, дарованного ему Шри Джагадгуру Шанкарачарьей Пури. Три года спустя он основал Институт исследования аштанга-йоги с целью практиковать йогу и изучать ее целительное воздействие, описанное в древних текстах. В течение двух лет (1976–1978) Паттабхи Джойс был почетным профессором йоги в Правительственном колледже индийской медицины. Наибольшую известность он получил благодаря обучению методу, известному как *виньяса* и базирующемуся на совмещении дыхания и движения. Считается, что эта система была заимствована им из древнего текста «Йога-корунта», написанного на санскрите. Вместе со своим *гуру* Шри Кришнамачарьей он расшифровал последовательности *асан*, выстроив их в четкую систему, которая и будет предметом нашего пристального внимания.

В 1964 г. Паттабхи Джойс после долгих прошений принял первого западного ученика — Андрэ ван Лисбета. Вскоре к нему стало приезжать множество европейцев, а в начале семидисятых прибыли первые американцы после встречи с его дочерью Манджу в *ашраме* Свами Гитананды в Пондичерри. С тех пор аштанга-виньяса-йога стала распространяться в Америке: сначала в Калифорнии, а затем на Гавайях. В 1975 г. Паттабхи Джойс вместе с Манджу впервые посетили США, а в последней четверти XX века аштанга-виньяса-йога стала популярна в Европе, России,

Японии, Канаде, Австралии и многих других странах. Вплоть до настоящего времени Паттабхи Джойс неизменно преподает тот самый метод, который передал ему некогда *гуру* Шри Кришнамачарья.

Шарат Рангасвами

Шарат Рангасвами родился в 1971 г., его матерью была Сарасвати, одна из дочерей Паттабхи Джойса, которая тоже до сих пор преподает йогу. Подобно своему дедушке, Шарат рано начал заниматься аштанга-йогой. Первый период его практики относится к возрасту с двенадцати до семнадцати лет. Затем он прервал занятия на целых два года, чтобы изучить электронику и получить диплом. На это время прервался также и его контакт с дедушкой, но когда его позвали вернуться домой, чтобы помогать проводить занятия в *йогашале*, Шарат ухватился за предложенную возможность без колебаний. После пяти лет обучения Паттабхи Джойс назначил внука помощником директора Института исследования аштанга-йоги. Можно спорить о том, кто действительно окажется следующим хранителем стиля аштанга-виньяса-йоги, однако формально им должен стать Шарат.

Посмотрим, как проходят будни молодого учителя йоги. Ежедневно Шарат встает затемно и посвящает собственной практике *асан* не менее двух часов. Затем он помогает дедушке проводить занятия в *йогашале* с пяти утра и до тех пор, пока последний ученик не закончит практику, а порой это затягивается почти до полудня. Затем он делает все необходимые дела, обедает и немного отдыхает. В пять часов он вместе с дедушкой направляется в *йогашалу* для проведения *сатсанга* (встречи с учениками), а вечером они возвращаются домой. Паттабхи Джойс следует тому же самому распорядку, только по утрам вместо йогической практики поет *мантры*, а после занятий в *йогашале* поклоняется Шиве. В настоящее время он готовит Шарата к тому, чтобы передать ему полное руководство институтом.

Б. Н. С. Айенгар

Шри Кришнамачарья посвятил в йогу двух учеников с фамилией Айенгар. Всемирно известен Б. К. С. Айенгар, основатель стиля айенгар-йоги, тогда как о его «двойнике», поныне продолжающем традицию аштанга-виньяса-йоги, сведений немного. Б. Н. С. Айенгар родился в штате Майсур в 1925 г., шесть лет изучал йогу под руководством Шри Кришнамачарьи, пока тот окончательно не переехал в Мадрас, а затем под присмотром Паттабхи Джойса, а *махараджа* Майсура присвоил ему титул *йогавишарады* (знатока йоги). В возрасте шестидесяти лет, после длительных странствий по святым местам Индии и долгих лет уединененной практики в родной деревне, он получил приглашение от прославленной брахманской школы Браматантра Паракала Мутт возглавить школу йоги им. Патанджали.

Айенгар предпочитает называть свой стиль, наоборот, виньяса-аштанга-йогой, и он представляет собой нечто среднее между строго определенными сериями *асан* Паттабхи Джойса и свободно практикуемыми последовательностями Дешикачара. *Асаны* даются в основных сериях: начальной, переходной, продвинутой «А» и продвинутой «В». Освоившие их переходят к последующим ступеням, *пранаяме* и медитации. Несмотря на большое количество учеников в *йогашале*, там может обучаться каждый, проявляющий серьезный интерес йоге. Среди западных учеников наиболее известны Годфри Деверё и Лино Миеле, который изучал там *асаны* в то время, когда ему не хватало денег, чтобы посещать дорогие занятия Паттабхи Джойса.

Айенгар является вице-президентом Ассоциации йоги штата Карнатака, в 1995 г. он провел серию лекций в Италии и Швейцарии, посвященных эзотерическим аспектам кундалини-йоги. Хотя он готовит сильных молодых индийцев для национальных соревнований по *асанам*, он, возможно, никогда не выполнял все серии *асан* сам. Айенгар инструктирует начинающих по *пранаяме, мудре, чакрам, дхьяне, крийям,* позволяет высказывать разные мнения. Он прекрасный человек и учитель, и обычно его можно застать ежедневно утром и вечером в *йогашале*, где среди учеников в равной мере смешаны индийцы и иностранцы. В Майсуре славится новая *йога-мандала,* открытая его индийским учеником В. Шешадри, которая стала центром притяжения практикующих со всего мира, и там совсем нет индийцев.

Западные ученики

Сегодня аштанга-виньяса-йога – один из самых популярных стилей на Западе и уступает разве только айенгар-йоге, другой школе в традиции Шри Кришнамачарьи. Первый западный посетитель Паттабхи Джойса, о котором мы упоминали, Андрэ ван Лисбет, занимается йогой с 1945 г. и имеет уже полувековой опыт преподавания. Хотя он не стал последователем данной традиции, его вклад достоин того, чтобы быть здесь отмеченным. Сначала он основал Бельгийскую федерацию йоги, а затем и Европейскую. С давних пор он издает французский журнал «Йога», им самим написано немало книг по йоге. Среди них «Пранаяма: путь к тайнам йоге» была переведена на русский язык, но в ней нет упоминаний об ученичестве у Паттабхи Джойса и аштанга-виньяса-йоге. Единственное, что явно указывает на его знакомство с данным стилем — замечание, что характерной чертой юга Индии является выполнение *уджджайя-пранаямы* на протяжении всего времени занятий хатха-йогой.

Другие западные ученики Паттабхи Джойса, которые пришли к нему учиться еще в начале семидесятых годов прошлого века, стали ведущими мировыми учителями аштанга-виньяса-йоги — это американцы Дэвид Свенсон, Ричард Фриман, Тим Миллер, Эдди Штерн, итальянец Лино Миеле и другие. Некоторые ученики не остаются в рамках данного стиля, например, Шэрон Гэннон и Дэвид Лайф, создатели дживамукти-йоги, считают Паттабхи Джойса одним из трех основных учителей, повлиявших на становление их практики. Многие отмечают, что интенсивная динамическая практика подходит современным людям, живущим в быстротечном и все же жестко организованном мире. Примечательно, что аштанга-виньяса-йогу практикуют популярные певцы Мадонна и Стинг, актер Том Круз и многие не столь знаменитые артисты и танцоры. Центры аштанга-виньяса-йоги существуют в очень многих странах, поэтому мы приводим лишь две краткие, но яркие истории ученичества.

Лино Миеле (Италия)

Неподдельный интерес к йоге возник у Лино Миеле в начале восьмидесятых годов прошлого века. Путешествуя по Индии в поисках знаний, он встретил Паттабхи Джойса, и тот стал его духовным наставником в понимании йоги как философии жизни, которая движет всеми действиями. Проучившись несколько лет в Институте, он был удостоен международного свидетельства, дающего право обучать аштанга-виньяса-йоге. Глубоко убедившись в том, что изученный им метод обладает способностью ускорять физическое и ментальное развитие, Лино Миеле решил подготовить и издать под руководством Паттабхи Джойса первую книгу об этом стиле. В 1993 г. появился их труд, где даются ясные указания по методу выполнения первой и второй последовательностей аштанга-виньяса-йоги. В том же году вместе с другими преданными учениками *гуру* он основал Федерацию центров аштанга-виньяса-йоги и стал ее вице-президентом. Затем Лино Миеле предпринял написание второй книги и снял учебный видеофильм с *асанами* первого уровня, а в настоящее время он преподает в Риме в своем центре йоги и проводит выездные семинары в других странах.

Дэвид Свенсон (США)

Дэвид Свенсон объехал весь мир как один из ведущих учителей аштанга-виньяса-йоги, написал несколько книг, включая «Практическое руководство по аштанга-йоге», и выпустил серии видеофильмов и аудиокассет. В интервью для журнала «Йога» он рассказал о переменах в своей жизни, произошедших после приобщения к традиции йоги. В шестнадцать лет Свенсон сбежал из дома, будучи не в силах оставаться в Техасе, снял комнату и нашел работу в Калифорнии. Однажды приятель по серфингу пригласил его на занятие по йоге, где люди делали невероятно замысловатые и текучие *асаны*. Хотя йога была такой трудной, что он не смог закончить первое занятие, Свенсону она понравилась. В 1976 г. он прибыл в Майсур и встречался трижды в день для интенсивных занятий *асанами* и *пранаямой* с самим Паттабхи Джойсом, у которого тогда было всего четыре ученика.

Возвращение домой стало тяжелым приземлением, и Свенсон тщетно пытался понять, как совместить индийский опыт с «реальной» американской жизнью. Никто не интересовался йогой, и он чувствовал горечь разочарования. Свенсон написал Паттабхи Джойсу длинное письмо, в котором спрашивал, в чем смысл жизни, кто такой Бог и когда он лично достигнет *самадхи*. Полагая подобные вопросы вполне обоснованными, он искал ответы повсюду, включая астрологию, парапсихологию и хиромантию. В 1982 г. Свенсон встретил кришнаитов, располагавших ответами, побрил голову и стал членом движения «Харе Кришна». Следующие пять лет он жил в безбрачии, отказался от выполнения *асан*, учил *Бхагавадгиту* на санскрите и путешествовал по миру, читая лекции и собирая деньги. Однажды в храме Свенсона отругали за маленькую выручку, и тогда он понял, что с него достаточно. Пережив полнейшее разочарование в духовности, Свенсон подался в коммерцию, стремясь заделаться твердолобым бизнесменом, но уже через несколько лет оказался весь в долгах и был глубоко несчастлив.

Однако жизнь продолжалась, и в 1989 г. Свенсон оказался на Гавайях, куда приехал Паттабхи Джойс, чтобы обучать йоге. Свенсон пришел на занятия, но учитель его не помнил: прошло десять лет, и он выглядел совершенно иначе. Но в один прекрасный момент Паттабхи Джойс уперся руками в его спину, поправляя положение в *асане*, и вдруг произнес: «О, Дэвид Свенсон!», затем взорвался от смеха и начал распевать: «Харе Кришна!» Он узнал своего ученика через прикосновение и выглядел таким счастливым от встречи со Свенсоном, что внезапно тот почувствовал себя снова дома и нашел ответ на все вопросы. Паттабхи Джойс настаивает на важности практики: «Йога позаботится о вас, если вы останетесь верными практике. Вы начинаете ощущать, что именно правильно, и ведете нравственную жизнь и занимаетесь медитацией, ибо эти действия ощущаются как правильные. Ответ в практике, и практика никогда не осудит вас». Как признает Свенсон на собственном опыте, существует большая разница между практикой йоги и просто выполнением *асан* в отрыве от себя.

Социальная организация

Исследовательский институт йоги

В январе 2003 г. Исследовательский институт аштанга-йоги переехал на новое место после почти полувекового пребывания в «старой школе», где ученики нередко толпились на лестнице в ожидании своей очереди занять освободившееся место. «Новая школа» — великолепное здание с просторным и светлым залом для практики. Сосредоточение и покой царят во время занятий, проводимых Шаратом и Паттабхи Джойсом. *Йогашала* открыта для учеников всех уровней, — от начинающих до приезжающих регулярно. Практика начинается в шесть часов утра примерно для тридцати студентов одновременно, но новоприбывшим иногда приходится подождать: можно сидеть в зале и наблюдать, как другие занимаются, или придти позже. Каждый изучает последовательность положений, объединенных связующими движениями, известными как *виньясы*. Начинающим, плохо знакомым с практикой, уделяют достаточно внимания, но только тогда, когда сочтут это необходимым, а не по их собственному желанию. Шарат тщательно контролирует практику и сообщает каждому ученику, когда тот готов перейти к новым *асанам* или следующей последовательности. В дополнение к практике *асан* по утрам даются уроки санскрита, а вечерами проводится пение *мантр*.

Цель обучения состоит в том, чтобы помочь продвижению по пути йоги, удаляя препятствия и загрязнения. Со временем, при добросовестном отношении к практике, происходит значительный прогресс. Не рекомендуется посещать другие занятия в Майсуре, что обычно вызвано беспокойством ума или тщеславным желанием испробовать новые техники. Иначе накапливается перенапряжение в нервной системе и умственное переутомление от избытка полученных сведений о различных подходах к практике. Пребывание в *йогашале* предполагает, что ученик полностью вверяет себя учителям и руководствуется только их принципами, а если он будет посещать других преподавателей, его попросят покинуть *йогашалу*, чтобы напрасно не тратить силы и время на бесполезное обучение. Минимальный срок пребывания составляет один месяц, а оптимальный — три месяца, причем занятия проходят каждый день, кроме суббот, полнолуний и новолуний.

Федерация центров аштанга-йоги

Все центры аштанга-виньяса-йоги безусловно можно разделить на «признанные» и «непризнанные». На официальном сайте Исследовательского института аштанга-йоги приводится список из двадцати школ йоги в разных странах, входящих в Федерацию центров аштанга-йоги. Вариации практики на основе принципа *виньясы* могли бы стать темой для отдельной книги, хотя на первый взгляд они представляются довольно однообразными. «Чистота традиции» сохраняется в основном за счет изначальной установки на повторение одних и тех же последовательностей, чем аштанга-виньяса-йога сильно отличается от других школ, ведущих происхождение от Шри Кришнамачарьи. Независимо от того, как в действительности обстоит дело с развитием практических методов «на местах», имеет смысл затронуть только деятельность института в целом, которая состоит в основном из проведения выездных семинаров, туров и международных конференций.

В историю института особенно вошел 2002 г., когда отмечалось одновременно 75-летие с начала ученичества Паттабхи Джойса у Шри Кришнамачарьи и 65-летие с начала преподавания им йоги в Майсуре. Именно в этом году Аштанга-йога-нилаям (обитель аштанга-йоги) переехала в новое здание в Гокуламе, а сам Паттабхи Джойс отправился в кругосветное путешествие, получившее витиеватое название «Венец королевского празднования». Процессия остановилась в двенадцати городах, отправившись из Лондона, перемещаясь по США и Канаде, а завершилась в Австралии. Посещение каждого города занимало по неделе, за исключением Нью-Йорка, где Паттабхи Джойс оставался целых три недели. Во время поездки его пригласили выступить на конференции по йоге, где Шарат продемонстрировал сложную последовательность *асан*.

Следующее знаменательное событие — фестиваль йоги «По стопам мастера» — совершилось в ноябре 2003 г. в Сан-Франциско по случаю 115-летия со дня рождения Шри Кришнамачарьи. Впервые одновременно преподавали двое из его учеников — Паттабхи Джойс и Дешикачар, мастера йоги и основатели отдельных школ в рамках общей традиции. Все участники фестиваля разделились на две группы. На первой сессии одну группу вели Паттабхи Джойс и Шарат, а другую — Дешикачар и Кастуб, а на второй сессии учителя менялись местами. Вечером все участники собрались для проведения *сатсанга* вместе с преподавателями, чтобы поделиться опытом. Очевидно, что приобщившиеся к подобному действу получили уникальный опыт практического «синтеза йоги».

Аштанга-виньяса-йога в России

В России нет учителей, уполномоченных непосредственно Паттабхи Джойсом, ибо он очень строг в отборе кандидатов. Тем не менее, аштанга-виньяса-йога весьма популярна, и существует множество групп, где преподается этот стиль. В Москве и Петербурге у начинающего есть даже выбор между несколькими учителями, стиль которых не заявлен как аштанга-виньяса-йога в чистом виде, но весьма близок к ней. Наиболее серьезная организация — Аштанга Йога Центр — объединяет инструкторов обеих столиц и признана Международной федерацией йоги. Многие преподаватели центра ежегодно ездят в Майсур, чтобы практиковать с самим Паттабхи Джойсом. Однако в центре практикуют в нескольких традициях, и аштанга-виньяса-йога сочетается со многими другими стилями. Кроме того, в Москве существует Центр традиционной классической хатха-йоги. Координирует работу центра и проводит занятия продвинутого курса ведущий мастер аштанга-виньяса-йоги И. Медведев, который тоже «оторван» от живой традиции, ибо учился только у русских и западных мастеров.

Истолкование йоги как таковой

Хотя данный стиль тоже возводится к «Йога-сутрам» Патанджали, обычно при его описании совсем мало говорится о философии йоги. Видимо, сказывается стремление соблюдать соотношение «99% практики, 1% теории», и даже эта теория преимущественно привязана к конкретной практике. Как считает Паттабхи Джойс, нужно просто практиковать йогу, а остальное приложится, ибо «множество вопросов возникают в беспокойном уме» и «если сидеть неподвижно, в голове заводятся обезьяны». Паттабхи Джойс очень ревностно хранит традицию, унаследованную им от Шри Кришнамачарьи. В отличие от других последователей он считает, что йогу нельзя приспосабливать к слабости и несовершенству начинающих, ибо попытки подгонять выработанные методики под ограниченные возможности учеников приведут к профанации священного искусства. В силу такого положения дел имеет смысл остановиться только на двух исторических аспектах, связывающих аштанга-виньяса-йогу с йогой в целом, — внутренних попытках герменевтического укоренения в содержании оригинального санскритского трактата «Йога-корунта» и внешней необходимости как-то объяснить явное сходство динамической практики с тибетской янтра-йогой. Что же касается «Йога-сутр», то Паттабхи Джойс опирается на авторитет Патанджали лишь с целью обоснования особенностей стиля аштанга-виньясы, однако мы начнем именно с *сутр*.

Йога-мала: от «аштанга» до «виньяса»

Как известно, классическая аштанга-йога предполагает восемь ступеней, выделенных Патанджали в «Йога-сутрах», где первые четыре — *яма, нияма, асана, пранаяма* — суть внешние методы очищения. Согласно Паттабхи Джойсу, неправильное применение внешних методов можно скорректировать, тогда как последствия ошибок в использовании внутренних методов — *пратьяхары, дхараны, дхьяны, самадхи* — неуловимы и могут быть опасны для сознания. Паттабхи Джойс подчеркивает, что оригинальный метод *виньясы* восходит к аштанга-йоге Патанджали, которую он определяет как «управление сознанием». Однако невозможно приступать к практике даже первых двух ступеней *(ямы, ниямы)*, пока тело и органы чувств ослаблены и загрязнены. Человек должен сначала приучить себя к ежедневному выполнению *асан*, чтобы сделать тело сильным и чистым, тогда и сознание станет устойчивым и управляемым.

Название главной книги Паттабхи Джойса *«Йога-мала»* означает «гирлянда йоги», где *асаны* нанизаны на нить дыхания. Выполнение *асан* в виде непрерывных последовательностей необходимо для накопления в теле энергии, способствующей изменению и расширению восприятия. Прежде всего, обращает на себя внимание сознательное нарушение Паттабхи Джойсом порядка изложения восьми ступеней, а именно: *яма, нияма, пранаяма, асана.* При этом в самом тексте оговаривается, что к освоению *пранаямы* следует переходить только после овладения *асанами.* По видимости исходный порядок восстанавливается, но далее утверждается, что *яма* и *нияма* вообще заключены в ступенях *пратьяхара* и *дхарана*, и в итоге *асаны* оказываются первым шагом в занятиях йогой. Для подтверждения своих взглядов Паттабхи Джойс пытается привлекать классические тексты «Хатха-йога-прадипика» и «Шандила-упанишада», хотя они находятся в разных отношениях к системе Патанджали.

Философская позиция Паттабхи Джойса сохраняется в убеждении, что заниматься йогой ради оздоровления — неверный подход, а истинный путь состоит лишь в посвящении всех деяний Всевышнему. Четыре внутренних метода очищения — *пратьяхара, дхарана, дхьяна, самадхи* — предполагают управление сознанием. Когда очищение завершено и контроль над деятельностью сознания достигнут, тогда полностью нейтрализуются шесть «ядов», окружающих духовное сердце: желание, гнев, заблуждение, жадность, лень, зависть. Сжигание в пламени самоотречения всех негативных состояний –сознания позволяет проявиться сиянию Всеобщей Самости. Только прилежная практика под руководством учителя, со смирением и сознанием, не скованным впечатлениями, приходящими от внешних и внутренних органов, в конечном счете ведет к полной реализации аштанга-йоги Патанджали, которая составляет философское основание системы Паттабхи Джойса.

Несмотря на недостаточность теоретических построений, преемственность с йогой Патанджали прекрасно устанавливается благодаря *мантре*, с которой традиционно начинается практика аштанга-виньяса-йоги. В действительности она состоит из двух *шлок*, взятых из различных источников: «Йога-таравалли» Шри Шанкарачарьи и древней молитвы к Патанджали. *Мантра* представляет собой неотъемлемую часть практики йоги, ибо обращение к *гуру* устанавливает правильное состояние и намерение. Этот руководящий принцип включает практику *асан* в более широкий философский контекст, непосредственно связанный с «Йога-сутрами» Патанджали и изложенными в них восьмью ступенями йоги. *Мантра* прокладывает метафорический путь, которым ведет человека в практике. Вся первая *шлока* сводится к установке на продолжение практики: *мантра* не поощряет частичной практики, совершенствования *асан* как самоцели, но выводит за пределы работы с телом. Вторая *шлока* отдает дань уважения Патанджали, который и есть высший *гуру*, названный в первой строке *мантры*. Поклоняясь Патанджали, ученик символически принимает выполнение *асан* как духовную практику.

Ом. Я поклоняюсь лотосным стопам всех Учителей, которые помогают пробудить счастье чистого Бытия,

служат прибежищем, расчищают путь в джунглях,
устраняют заблуждения, вызванные отравой Сансары.

Я склоняюсь перед мудрецом Патанджали, —
он имеет тысячи излучающих яркое сияние голов
и владеет всем на расстоянии вытянутой руки,
воплотившись с раковиной, колесом и мечом. Ом.

Система Патанджали сама собой действует через практику, - такова суть *мантры*, имеющей глубочайший смысл. Думая о практике как учителе, ученик обращается за руководством к своему опыту, полностью доверяет самой практике. Подобная самоотдача требует бесстрашия и силы, позволяющих практике происходить самой. Всего в двух словах *мантры* заключена сущность практики йоги: *сукхава-бодхе,* или «мудрость счастья». Иными словами, высший *гуру* раскрывает знание счастья, которым обладает собственная самость человека. Метафора, использованная в мантре для обозначения практики: *джангаликаямане* — «способная исцелять». Слова *нихшреясе* означают здесь «вне сравнения», что подразумевает безграничность самой практики и несопоставимость йоги с иным опытом. Ядовитые травы обусловленного существования держат человека в обычном мире среди людей, и даже в духовной жизни встречаются затруднения, хотя они и не всегда заметны, а практика йоги становится верным средством избавления от них.

«Йога-корунта» как классический текст

Один из наиболее спорных моментов теоретических оснований данной практики — основание шести последовательностей *асан* на некоем древнем тексте «Йога-корунта», оригинал которого по одной версии не сохранился до наших дней и передавался изустно, а по другой — наоборот, был найден в середине прошлого века самим Паттабхи Джойсом. Однако многие исследователи, например, Д. Фёрштайн, возражают, что подобная форма практики вообще не могла возникнуть раннее XX века. Перевода «Йога-корунты» на европейские языки не существует, и ни один из приближенных учеников Паттабхи Джойса никогда не видел оригинала на санскрите, хотя многие читали цитаты из него. По слухам, оригинал рукописи был «съеден крысами». При всей таинственности и неуловимости первоисточника, приведем обе версии истории его открытия.

Согласно официальной версии, аштанга-виньяса-йога — древняя система, изложенная *риши* Ваманой в тексте «Йога-корунта», который был передан Шри Кришнамачарье в начале XX в. его учителем Рамамоханом Брахмачари. В тексте содержались списки множества различных групп *асан*, а также начальные пояснения к выполнению таких технических приемов, как *виньясы, дришти, бандхи,* мудры, и философские основания практики. В свою очередь, следуя священной традиции *гуру-парампары,* с 1927 г. Шри Кришнамачарья передавал этот текст изустно Паттабхи Джойсу, а с 1948 г. тот преподает его содержание в своей *йогашале.* Утверждается, что последовательности были разработаны в процессе практики сотни или даже тысячи лет назад. Некоторые признают их за первоначальную форму хатха-йоги, из которой образовались все остальные направления, являющиеся на самом деле лишь неполными фрагментами цельной системы. Паттабхи Джойс, ссылаясь на аштанга-йогу Патанджали, подразумевает, что именно данная форма практики *асан* была известна мудрецу. Но независимо от того, являются эти последовательности плодами опыта Шри Кришнамачарьи или древней устной традицией, большинство признает их несомненную эффективность.

Иную версию вкратце описывает Стефан Ян Лапейрере. Все знания о системе были утеряны до того момента, пока в начале сороковых годов XX в. Шри Кришнамачарья и его молодой ученик Паттабхи Джойс не обнаружили некий текст в затхлых санскритских архивах библиотеки университета Калькутты. Даже сам Шри Кришнамачарья был изумлен, обнаружив собрание строф на связке пальмовых листьев. Рукопись «Йога-корунта» производила впечатление написанной между 500 и 1500 гг. н. э., но в строфах просматривалась возможность и более древней устной традиции. Текст состоял из сотен *сутр,* настолько детально описывающих позы и способы их соединения между собой, что «Хатха-йога-прадипика» представляется в сравнении с ним черновыми заметками. Изучив рукопись, Шри Кришнамачарья и Паттабхи Джойс восстановили шесть последовательностей, которые теперь называются аштанга-виньяса-йогой. Шри Кришнамачарья включил новые сведения в свои обширные знания различных техник йоги, но убедил Паттабхи Джойса посвятить себя исключительно практике и распространению обнаруженных последовательностей.

Параллели с тибетской янтра-йогой

Динамические практики свойственны более холодным регионам, нежели Индия, и издавна практиковались в Гималаях и Тибете, а ведь известно, что Шри Кришнамачарья обучался у тибетского учителя. Хотя Сьоман и склоняется к мысли, что аштанга-виньяса-йога сложилась как синтез хатха-йоги и индийских боевых искусств, но похожая динамическая практика с *асанами*, дыханием и концентрацией имеется в тибетском буддизме *ваджраяны*. Это *ца лунг* (йога ветра), практикуемая в линии преемственности Лонгчен Ньингтиг традиции Ньингма. Также ее называют янтра-йогой, — это обозначение ввел Намкхай Норбу Ринпоче для западных учеников, преподавая им начальные уровни *ца лунга*. Оле Нидал, лама другой линии тибетского буддизма — Карма Кагью, отмечал, что буддийская йога для тела предназначена для той стадии развития, когда практикующий уже способен представлять собственное тело как *йидама*, — тело из энергии и света. Это всевозможные виды тряски и подпрыгивания для открытия внутренних каналов, т.е. движения быстрые и сильные, а не медленные и легкие. Но их передают ученику лишь после того, как у него выработалось полное ощущение внутренних энергетических каналов и *чакр*. В отличие от тибетских практик, в аштанга-виньяса-йоге хотя и желательно наличие учителя, но никаких особых посвящений не требуется.

Именно отличия янтра-йоги от классической хатха-йоги сближают эту тибетскую практику со стилем аштанга-виньяса-йоги. *Трул-кхор* означает «магическое колесо» — последовательность семи кругов, содержащих в целом 38 движений. Форма, известная как янтра-йога и включающая 108 движений — одна из немногих практик *трул-кхор* в буддийской традиции, которую передают уполномоченные на то учителя, хотя бы частично, ученикам, не участвующим в трехлетнем ретрите и не закончившим длительных серий простираний, медитаций и мантр. Так, инструктор Фабио Андрико из Италии встретил Норбу Ринпоче в 1977 г., после того как несколько месяцев изучал хатха-йогу и узнал, что тибетский учитель преподает форму йоги с особым углублением в аспект дыхания. Более двадцати лет спустя, когда его попросили сравнить обе йоги, Андрико заметил, что в тибетской йоге, как и в хатха-йоге, существует довольно много школ и традиций. Но основная разница состоит в том, что в янтра-йоге имеется непрерывная последовательность движений, а в хатха-йога делается акцент на статические формы. В янтра-йоге практикующий не остается в позе длительное время — поза представляет только момент в последовательности движений, управляемой ритмом дыхания и применением одного из пяти типов задержки дыхания. В предисловии к своей книге «Восемь движений янтра-йоги» Чогьял Намхай Норбу поясняет эти различия:

«В янтра-йоге асана один из важных моментов, но не основной. Движение более важно. Например, для того чтобы войти в асану, дыхание и движение связаны и применяются постепенно. Движение в хатха-йоге также ограничено по времени, которое определяется периодами, каждый из которых состоит из вхождения в позу, удержания позы и выхода из нее. Все это связано в янтра-йоге».

Подтверждают это мнение и другие инструктора йоги. Майкл Кац, который практикует янтра-йогу с 1981 г. и преподает в Нью-Йорке, согласен, что фокусировка на дыхании — основной момент в различии между янтра-йогой и хатха-йогой. Янтра-йога выглядит более активной, ориентированной на движение — это первое бросающееся в глаза различие. Здесь делается сильный акцент на процессе дыхания, и множество упражнений созданы для совершенствования дыхательных методов. Чеол-Райч, преподающий другую форму *трул-кхор*, также разделяет мнение об акценте на движении и дыхании. Одно из наиболее очевидных отличий от *хатха-йоги* состоит в том, что в *трул-кхор* позы — не фиксированные *асаны*, но непрерывное движение, иногда очень энергичное. Другое отличие в том, что практикующий задерживает дыхание в течение всего движения и отпускает его только в конце выполнения позы. Иногда также утверждают, что из-за своей мощной природы, пробуждающей глубинные энергии, *трул-кхор* похож на практику, которую на Западе называют кундалини-йогой. Сходство аштанга-виньяса-йоги с янтра-йогой станет еще более очевидно в следующем разделе, при рассмотрении особенностей практики в данном стиле.

Особенности построения практики

Аштанга-виньяса-йога — динамическая практика, которая включает в себя последовательности *асан*, связанных между собой комплексами движений — *виньясами* и выполняемых совместно с *пранаямой* (приемами управления дыханием), *бандахами* (энергетическими замками) и *дришти* (концентрацией внимания на определенных точках). Во время практики сохраняется *дхьяна* (медитативное состояние сознания). При синхронизации движения с дыханием по типу *уджджайи* и применением во время выполнения асан энергетических замков *мула-бандхи, уддияна-бандхи* и *джаландхара-бандхи* в теле возникает сильный внутренний жар, вызывающий обильное потоотделение. Таким образом происходит процесс очищения и омоложения мышц и внутренних органов, из организма выводятся токсины, и в результате практикующий чувствует в теле силу и легкость. *Виньяса* уравновешивает дыхание и обеспечивает бесперебойную циркуляцию крови по всему телу, дыхание становится ритмичным, тело — сильным, а ум — спокойным.

Гирлянды асан на нитях дыхания

В аштанга-виньяса-йоге *асаны* сгруппированы в шесть уровней, на каждом из которых разработана фиксированная последовательность. В книге Паттабхи Джойса «Йога-мала» приводятся только *асаны* первой серии — *рога-чикитса*, имеющие терапевтическую функцию. Выполнять *асаны* нужно обязательно в приведенной последовательности, начиная с *Сурья-намаскар* (комплекс «поклонение Солнцу»). И все же тело каждого человека имеет определенные особенности, поэтому важно определить, какие *асаны* для него наиболее оптимальны. В каждом комплексе обязательно присутствует несколько ключевых *асан* и *виньяс*, которые бросают настоящий вызов силе духа практикующего. Практика *асан* в течение многих лет порождает ясность сознания, устойчивость тела и успокоение нервной системы. Паттабхи Джойс настаивает, что *виньяса* и *тристхана* — главные компоненты аштанга-йоги, способствующие правильному выполнению *асан*.

Виньяса есть система приведения в соответствие дыхания и движения: каждое движение выполняется за одну фазу дыхательного цикла. Например, в комплексе *Сурья-намаскар* девять *виньяс*: вдох при подъеме рук; выдох при наклоне вперед и т. д. Таким образом, каждая *асана* предполагает некоторое определенное число *виньяс*. Цель *виньяс* — внутреннее очищение. Совмещение дыхания и движения при выполнении *асан* разогревает тело, или, как говорит Паттабхи Джойс, «кипятит кровь». Сгустившаяся кровь грязна и вызывает болезни в теле, а повышение температуры при практике чистит кровь и разжижает ее, чтобы она могла циркулировать свободно, снимая боли, возникшие от затрудненного кровообращения. Нагретая кровь также перемещается через все внутренние органы, удаляя загрязнения, вымытые из них, вместе с потом, выделяющимся в течение практики. Потение важно, ибо только через пот болезнь оставляет тело, и происходит очищение. Это подобно тому, как золото растапливают в горшке, чтобы удалить примеси, а грязь всплывает на поверхность при кипении. При выполнении *виньяс* тело становится здоровым, сильным и чистым, подобно золоту. После того как тело очищено, можно очистить и нервную систему, а затем и органы чувств, — *виньяса* создает для этого необходимые предпосылки. Тело инертно, но путем формирования намерения и прилежной практики им можно управлять, и тогда контроль над сознанием обретается автоматически.

Тристхана означает «три места», т. е. три объекта внимания или действия: положение тела, процесс дыхания и направление взгляда. Все они важны для практики и охватывают три уровня очищения: физическое тело, нервную систему и сознание, поэтому всегда выполняются в соединении друг с другом. *Асаны* очищают тело, придают силу и гибкость. Дыхание — *речака* и *пурака* (выдох и вдох) — должно быть устойчивым, и длина вдоха должна быть равна длине выдоха, ибо такое дыхание уравновешивает нервную систему. *Дришти* — место, куда направлен взгляд во время нахождения в *асане*. Выделяется девять *дришти*: кончик носа, межбровье, пупок, большой палец, руки, ноги, а также взгляд может быть направлен вверх, вправо или влево. При выполнении *асан*, когда внимание сосредоточено на дыхании и *дришти*, погружение в состояние концентрации прокладывает путь к *дхаране* и *дхьяне*. Таким образом, *дришти* очищает и делает устойчивым осознание. Метафорически, чтобы очистить тело, нужны два внутренних фактора: воздух и огонь. Место огня в теле — внутри живота, это постоянное местонахождение жизненной силы. Для поддержания огня необходим воздух, следовательно, существует потребность в дыхании. При раздувании огня в печи нужно следить за тем, чтобы пламя не потухло и не вышло из-под контроля сознания.

Важные компоненты системы дыхания — *мула-бандха*, *уддияна-бандха* и *джаландхара-бандха* — «замки», которые «запечатывают» энергию, придают легкость и силу телу и помогают развести сильный внутренний огонь. Цель замков состоит в том, чтобы сохранить *прану* внутри тела и направить ее в 72000 *нади,* или каналы тонкого тела. *Мула-бандха* (корневой замок) удерживается внизу тела, чтобы запечатать *прану* внутри, а *уддияна-бандха* (брюшной замок) направляет ее вверх по тонким каналам. *Джаландхара-бандха* (горловой замок) происходит спонтанно в тонкой форме во многих *асанах* в связи с *дришти* (направлением пристального взгляда) или положением тела. Этот замок предотвращает утечку *праны* и останавливает наращивание давления в голове при проведении дыхания. Без *бандх* и дыхание не будет правильным, и *асаны* не принесут никакой пользы. Только в соединении с тремя *бандхами* выполнение вдоха, выдоха и задержки дыхания может считаться *пранаямой*.

Удджайи-пранаяма, практикуемая при выполнении *виньяс,* состоит из *пураки* (вдоха) и *речаки* (выдоха), длина которых должна быть сначала уравнена, а затем постепенно увеличена. Растягивание дыхательного цикла, сопровождающееся характерным звуком в горле, приводит к растяжению тела и разжиганию внутреннего огня. Долгое дыхание в подобном режиме повышает температуру тела, нагревает кровь для физического очищения и сжигает загрязнения в нервной системе. Все эти действия становятся управляемыми, если удерживается правильный ритм. Когда огонь усилен, улучшается здоровье и увеличивается продолжительность жизни, поскольку неравномерность вдоха и выдоха, а также слишком частое дыхание вызывают аритмию, что сказывается на теле и психике. В практике *пранаямы* сознание сосредоточено в единственном направлении и следует за движением дыхания, что формирует основу для внутренних методов очищения.

Правильный звук, характеризующий *уджджайи*, весьма характерен. Воздух вдыхается и выдыхается через нос, но звук должен происходить не из ноздрей, иначе возникнет хрипение. Когда практикующий двигается в ритме дыхания, мускулам необходима постоянная подача кислорода и поток воздуха должен быть увеличен, а при хрипе поток воздуха сокращается. Для предотвращения этого каждое дыхание производится в задней части горла так, чтобы поток воздуха был увеличен и контролируем мышцами вокруг голосовой щели. Трение воздуха, проходящего через голосовую щель, производит звук *уджджайи*, а также согревает воздух перед его поступлением в легкие. Правильный звук *уджджайи* подобен звуку волн, набегающих на покрытый галькой пляж. Для достижения свободного дыхания следует держать голосовую щель открытой в течение дыхательного цикла, иначе поток энергии останавливается и мышцам не хватает кислорода и *праны*.

Основу практики составляют шесть постепенно усложняющихся последовательностей асан, состоящих из связанных между собой поз, для выполнения каждой из которых необходимо от полутора до четырех часов. От практикующего требуется определенное мастерство в каждой последовательности для перехода к следующей, и лишь немногие способны освоить все шесть. Все студенты занимаются вместе, каждый по своей программе, а *гуру* поправляет их. На первом уровне (*йога-чикитса*) производится детоксикация и выравнивание состояния тела. На промежуточном уровне (*нади-шодхана*) очищается нервная система и открываются энергетические каналы. На продвинутых уровнях A, B, C и D (*стхирабхага*) в практике объединяются сила и изящество, требуется большая гибкость и расслабление. Каждый уровень необходимо проработать перед переходом к следующему, и последовательный порядок *асан* следует соблюдать неукоснительно. Каждое положение служит подготовкой к следующему, развивая силу и равновесие, необходимые для дальнейшего продвижения.

Названные последовательности не снабжаются теоретическими комментариями, и почти вся книга Лино Милини «Аштанга-йога», написанная под руководством Паттабхи Джойса, равно как и вторая половина «Йога-малы» самого *гуру*, представляет собой последовательность картинок с краткими примечаниями и должна служить лишь справочным пособием для практики под руководством учителя. Тем не менее, Сьоман выделяет следующую общую схему построения каждой последовательности. Система представляет собой четкое деление на начальные, промежуточные и продвинутые *асаны* со своими *виньясами*. Первые шесть *виньяс* являются частью подготовительного *Сурья-намаскара*, а остальные входят в практику самих *асан*. Далее снова повторяются первые шесть *виньяс*, а затем их повторение требуется после выполнения асиметричной *асаны* на каждую сторону. И так, пока не будет выполнено нужное количество *виньяс*, зависящее от конкретной *асаны*, которые становятся все более сложными. Время пребывания в *асане* отсчитывается по числу дыхательных циклов и увеличивается с ростом мастерства и выносливости. Студенты учат последовательности целиком, повторяя одни и те же *асаны* с *виньясами* каждый день, понемногу добавляя новые.

Согласование различных ритмов

Хотя йога направлена на преобразование тела и психики, поначалу для занятий необходимо учитывать естественные ритмы Вселенной. Среди них наиболее сильное влияние оказывают лунные месяцы, а на социальном уровне – недельные циклы. Аштанга-виньяса-йогу не следует практиковать в дни новолуния и полнолуния, что хорошо объясняет ученик Паттабхи Джойса американский инструктор Тим Миллер. Луна воздействует на все в природе, что содержит воду, а человек в значительной мере состоит из воды. На всех людей воздействуют фазы луны, которые определяются ее положением по отношению к солнцу. Взаимодействие солнца и луны вызывает различные движения энергии, которые можно сравнить с циклом дыхания. Энергия полнолуния соответствует концу вдоха, когда предельно возрастает сила *праны*, что перемещает энергию наружу и вверх, заставляя человека чувствовать себя энергично и эмоционально, но лишая его укоренения. Согласно *упанишадам*, главная *прана* находится в голове, и в полнолуние человек становится более упорным. Энергия новолуния соответствует концу выдоха, когда предельно возрастает сила *апаны*, что перемещает энергию внутрь и вниз, заставляя человека чувствовать себя спокойно и уверенно, но делая его слишком плотным и неподвижным. Практика аштанга-виньяса-йоги развивает восприимчивость ко всем естественным ритмам. Наблюдение за сменой лунных фаз — один из способов жить в гармонии с природой.

На городского жителя гораздо сильнее влияет чередование трудовой недели с выходными днями, и он нуждается в снятии напряжения. Паттабхи Джойс рекомендует каждую субботу, — день, предназначенный для отдыха, рано утром принимать «масляную ванну». Это традиционное аюрведическое домашнее средство, которое широко применяется местными жителями на юге Индии для уменьшения избытка *питты* (огня). Жар в теле возникает от неправильного образа жизни, включая потребление жирных, обработанных и трудноусвояемых продуктов, алкоголя и табака, при недостатке свежего воздуха и нормального сна. Дисбаланс усиливается от нагревания тела при практике йоги в жарком климате, к чему добавляется употребление «горячих» продуктов (острых специй и т. п.). Избыток «огня» ощущается как боль и неподвижность в спине, вызывает эмоциональную раздражительность и покраснение кожи. Нет никакой необходимости «погружаться в масло», достаточно втирать его в кожу головы, поскольку жар в теле поднимается вверх и выходит через голову. После нужно находиться в состоянии расслабления и избегать любых контрастов.

Гимнастика и борьба во дворце

Наконец, следует остановиться на уже упоминавшемся «разоблачении» древности и «йогичности» принципа *виньясы*, предпринятого Сьоманом. В архивах Майсурского дворца он обнаружил учебник гимнастики «Вьяяма-дипика» индийского автора С. Бхарадваджа, который скорее всего был учеником Вираны, преподававшим гимнастику принцам. «Вьяяма-дипика» представляет собой компиляцию из английских и индийских упражнений, причем вторая группа предназначена для развития тела, борьбы и использования оружия. Среди них говорится об упражнениях *данда*, во многом похожих на отжимания и известных в йоге с глубокой древности как *Сурья-намаскар*. В них могут быть включены отдельные *асаны*, и, судя по всему, именно они послужили основой для *виньяс* Шри Кришнамачарьи. Этот текст Сьоман называет «выражением духа времени», когда индийцы пытались собрать лучшее из всех возможных источников в соответствии с иностранным высказыванием о «здоровом духе в здоровом теле». Вторым источником йоги Шри Кришнамачарьи он считает средневековый трактат по борьбе «Шритаттва-нидхи», в котором также представлен синтез *асан* из различных традиций.

В результате исследований Сьоман пришел к выводу, что система Шри Кришнамачарьи является синкретическим учением, опирающимся в основном на текст по гимнастике, однако подаваемым под видом йоги. Серии из двухсот *асан*, ставшие известными благодаря Паттабхи Джойсу, не приводятся в первых книгах Шри Кришнамачарьи, где есть рисунки только 38 *асан*, хотя очевидно, что сам он знал гораздо больше. Он дает подробные описания *виньяс* для каждой *асаны*, указания по дыханию и время пребывания в *асане*. Затем определенная система подсчета времени на основе дыхания становится общей для всех *асан* и у Паттабхи Джойса, и в поздних концепциях Шри Кришнамачарьи. *Асаны* в его первой книге не совпадают с начальными сериями Паттабхи Джойса. Вероятнее всего, последовательности *асан* были разработаны Паттабхи Джойсом в период ученичества у Шри Кришнамачарьи, а вовсе не были традиционными. Итак, Сьеман однозначно заключает:

«Шри Кришнамачарья творчески организовал серии асан, *взятых из своих источников, но рассматривал их символически, а Паттабхи Джойс следовал линейной традиции, внося лишь небольшие изменения в перспективу, преобразовал серии, переосмыслил* асаны *динамически и сконцентрировал внимание на точности исполнения. Он возродил основную идею, а именно, функциональный* подход *к* асанам — *подход, возвращающий нас к Патанджали, к истинной сущности динамической традиции. Такой взгляд помогает традиции развиваться, обладать творческим потенциалом и, конечно же, выжить».*

Глава 3.
Айенгар-йога

Линия преемственности

Б. К. С. Айенгар

Шри Беллур Кришнамачар Сундарараджа Айенгар родился 14 декабря 1918 г., в то время как его мать Шешамма страдала от гриппа. Его отец Шри Кришнамачар служил школьным учителем, и Айенгар был тринадцатым ребенком в семье. В детстве он бесконечно болел, став жертвой малярии, тифа и туберкулеза в ту пору, когда антибиотики еще не существовали. В возрасте шестнадцати лет юный Айенгар был представлен мужу его старшей сестры Шри Кришнамачарье, который преподавал тогда йогу в Майсуре. После успешного участия юноши в демонстрации *асан* тот начал обучать его йоге, но период ученичества был недолгим. В 1936 г. Шри Кришнамачарья отправил 18-летнего Айенгара в Пуну преподавать йогу, поначалу на полгода, но этот срок растянулся на всю жизнь. Выбор пал именно на него, поскольку он немного знал английский язык, а другие ученики говорили только на местном диалекте или санскрите. Айенгар просто не имел никакого права на отказ: ему велели, и он подчинился.

Жизнь Айенгара в Пуне была суровой: у него не было ни дома, ни друзей, ни семьи, ему были незнакомы язык *маратхи* и местные обычаи. Хотя перед отбытием в Пуну он прожил с Шри Кришнамачарьей два года, их общение было крайне ограничено, и у него было немного возможностей учиться. Поэтому ему ничего не оставалось, как практиковать старательно и внимательно, приобретая знания на собственном опыте. Айенгар продолжал занятия йогой, отбирая и пересматривая *асаны*, стараясь достигать совершенствования и точности, и скорее мог пропустить обед, чем практику. Он упражнялся часами, чтобы понять метод выполнения каждой *асаны* и эффекты, которые она вызвала. Совершенствование в практике отражалось на преподавании, и число учеников росло. Однако в те дни преподавание йоги не приносило достаточно средств к существованию, и Айенгар часто не знал, когда ему доведется поесть в следующий раз.

В конце концов, Айенгар стал признанным учителем йоги и обучал таких известных лиц, как Д. Кришнамурти и других. Он провел сотни демонстраций, которые были высоко оценены доктором Раджендрой Прасадом, первым президентом Индии, и доктором Мохаммадом Хатта, вице-президентом Индонезии. Случайная встреча со скрипачом Ехуди Менухином в 1952 г. положила начало контактам Айенгара с Западом. Менухин стал его самым преданным учеником, и ежегодно Айенгар выезжал за рубеж, чтобы преподавать йогу его семейству. Однако в действительности занятия посещало намного больше людей, и постепенно многие из них стали его учениками, нетерпеливо ожидающими его приездов. Менухин оставался его горячим приверженцем и искренним последователем вплоть до своей смерти в 1999 году, он также представил Айенгара многим влиятельным лицам, включая королеву Бельгии, которая возжелала «стоять на голове» в возрасте 82 лет. Айенгар обучил ее не только *ширшасане*, но и различным другим *асанам*.

В самой Пуне еще долгое время Айенгар не мог преподавать йогу всем желающим. Он снимал маленький домик, где мог давать уроки только одному-двум ученикам одновременно. Он преподавал в чужих залах или на террасах зданий, и ему часто приходилось отменять занятия или переносить их, если не было места. В 1968 г. он приобрел землю, на которой в настоящее время стоит институт айенгар-йоги. Однако строительство не начиналось в течение последующих четырех лет из-за денежных трудностей, и лишь в 1975 г. оно было окончено. Через институт прошел целый поток обычных и высокопоставленных посетителей, его удостоил визитом даже Шри Ваджпайи, премьер-министр Индии. Фундаментальный труд Айенгара «Прояснение йоги» был издан в 1966 г., выдержал множество переизданий и был переведен на два десятка языков. Последователей Айенгара становилось все больше, и все они желали учиться у него самого, но со временем это стало невыполнимым, и лучшие ученики получили право обучать йоге в своих странах. Так постепенно началось обособление школы айенгар-йоги от других йогических направлений.

Айенгар-йога распространилась по всему миру, вдохновляя на практику людей всех возрастов во всех слоях общества. Преподаватели этого стиля обучают, как приспособить практику йоги к личному развитию, чтобы в итоге музыкант стал виртуозом, а ученый преуспел в научных открытиях. Труд Айенгара высоко оценен разными организациями и правительствами, он получил многочисленные вознаграждения и титулы. До 1984 г. Айенгар сам вел все занятия в институте, где теперь преподают его ученики, но даже в возрасте за восемьдесят лет он никогда не пропускает собственную практику.

Практика йоги в семье Айенгара

Выбор Айенгара в пользу семейной жизни был совершенно сознателен, и ему нередко приходилось объяснять его преимущества людям, которые сомневались, можно ли заниматься йогой и вести нормальную семейную жизнь. Именно собственный пример Айенгара оказывался необходимым и достаточным ответом. У многих учителей йоги, принявших обеты *санньясы*, обычно находятся влиятельные покровители, но никто никогда не поддерживал Айенгара, ибо он вел жизнь обычного семьянина. В молодости многие люди старались уговорить его стать *санньясином*, однако он неизменно отвечал: «Нет, я женюсь. Я хочу столкнуться с трудностями и превратностями мира, и я буду продолжать практику». Вместе с любимой женой он вырастил и воспитал шестерых детей, не прерывая повседневных занятий йогой и не бросая своих обязанностей по отношению к другим людям. В итоге, Айенгар обрел способность жить как «очевидец», не будучи вовлеченным в действия: он присутствует там, где помогает другим, но может полностью отрешиться от всего за долю секунды. Это результат практики, и он бесконечно благодарен йоге как искусству проживания и философии отношения к жизни.

Йога стала семейной традицией Айенгара, подобно тому, как произошло в семьях его учителя Шри Кришнамачарьи и других его учеников. В 1943 г. братья устроили его брак с совсем юной девушкой Рамамани, которая ранее не имела никакого понятия о йоге. Тем не менее, она довольно скоро постигла сущность практики и стала оказывать реальную поддержку мужу в его занятиях. Рамамани никогда не вмешивалась в его методы обучения, но при просьбах с его стороны выступала лучшим критиком и советником. Нередко ей приходилось в одиночку заботиться о большом семействе, состоявшем из пяти дочерей и сына, чтобы муж имел свободное время для практики, она сама учила йоге детей. В благоприятный день 1973 г. Рамамани провела *бхуми-пуджу* (обряд поклонения земле) перед закладкой фундамента их нового дома. Однако волею судьбы ей не суждено было дожить до новоселья: она скоропостижно скончалась после *пуджи*. Смерть любимой жены стала ударом для Айенгара, и тогда он принял решение построить на этой земле названный ее именем Институт йоги.

Старшая дочь Гита с раннего детства постоянно наблюдала за практикой Айенгара и его преподаванием йоги, но поначалу не проявляла ни малейшего желания приобщиться к занятиям. Однако в возрасте десяти лет у нее развилась болезнь почек, которая могла стать роковой, ибо медицинское лечение не приносило никаких результатов. Айенгару не хватало денег на лекарства, и он вынужден был поставить дочь перед выбором: либо заняться йогой, либо приготовиться к смерти. Гита нашла в себе силы посвятить жизнь йоге: как прилежный ученик, она тренировалась днем и ночью, а скоро стала учить других. Подведением итогов опыта стала книга Гиты Айенгар «Йога. Руководство для женщин», где представлены фотографии ее сестры, Ваниты Шридхаран, сделанные во время беременности значительного срока, на которых она выполняет сложные *асаны*. Гита включила их в книгу с целью убедить женщин заниматься йогой даже в этот период.

Всемирное влияние книги Гиты Айенгар оказалось неоспоримым, и восторженность западных практикующих неудивительна. Сам Айенгар оценивает книгу дочери в духе феминизма: автор показывает, что женщины могут заниматься йогой так же, как и любыми предметами в университетах. Автор отмечает, что сейчас женщина должна выполнять двойную функцию: отвечать на давление внешнего мира и поддерживать гармонию в семье, а йога может дать необходимое *облегчение*. Речь идет лишь об использовании йоги в облегченном варианте для успешного перенесения физиологических периодов, но отсутствует идея об использовании особых возможностей женского организма для прогресса в йоге. В качестве безусловного долга (*свадхармы*) женщины названо материнство — обязанность, данная Богом. В итоге, «женская йога» в истолковании Гиты Айенгар наделяется чисто социальными функциями. В настоящее время она является содиректором Института йоги и продолжает делать в своем преподавании акцент на особенностях женской практики.

Другим содиректором Института стал Прашант — единственный сын Айенгара. Он также длительное время ведет занятия по йоге, и отражением его опыта стала книга «Класс после класса». В ней раскрываются те аспекты айенгар-йоги, которые невозможно вместить в практику, проводимую в классах Института, поэтому ученики должны выполнять их самостоятельно дома. Постепенно Айенгар передал практически все полномочия в управлении Институтом своим детям, которые стали реальными продолжателями его дела. Подчеркнем еще раз, что подобная «семейная преемственность» характерна для всех школ в традиции Шри Кришнамачарьи.

Преемственность «от противного»

Хотя Айенгар и считается почти «самоучкой», особенности его стиля были заложены в период недолгого ученичества у Шри Кришнамачарьи, причем «на горьком опыте». Имеет смысл вернуться к переломным моментам его судьбы, вынуждавшим его совершенствоваться в искусстве йоги. Примечательно, что история жизни Айенгара допускает «переписывание» по сравнению с официальной версией, несмотря на полное сохранение событийной канвы, но лишь при введении некоторых уточнений. Однако именно они являются решающими для понимания методов его собственной практики и преподавания йоги. Их можно обнаружить в источниках, не переведенных на русский язык, особенно в уникальной книге «Йогачарья Айенгар об йогачарье Шри Кришнамачарье». Ведь только человек, на себе испытавший неприемлемость освоения йоги приступом, мог ввести столько вспомогательных средств в обычной практике. Айенгар делал серьезный упор на «искусство осторожности», вплоть до идеи имитации выполнения *асаны* для немощных в теории йога-терапии. Кроме того, этот очерк оттеняет портрет самого Шри Кришнамачарьи как учителя, «один вид которого внушал ужас».

Сначала Шри Кришнамачарья показал Айенгару всего несколько *асан*, но тело юноши было настолько слабым и непослушным, что при наклоне он не смог дотянуться пальцами рук даже до колен. Тогда учитель заявил: «В этой жизни ты не будешь заниматься йогой. Ты *анадхикарин* (не избранный)», — и потерял к нему всякий интерес. Но случилось так, что незадолго до Международного съезда по йоге от Шри Кришнамачарьи сбежал лучший ученик, и демонстрировать *асаны* стало некому. Учитель снова обратил внимание на Айенгара и на следующий день показал ему тридцать-сорок основных *асан* сразу, одну за другой, коротко приказав: «Ты должен это сделать». Дело, конечно, не в жестокости Шри Кришнамачарьи, просто в данной ситуации не было иного выхода. Он научил Айенгара всем сложным прогибам за три дня: он был тогда еще молод и достаточно крепок, чтобы силой заставлять юношу прогибаться с опорой на его поднятые ноги. Слишком быстрое освоение прогибов в столь юном возрасте впоследствии привело к серьезным сложностям на подступах к *пранаяме*.

Итак, Шри Кришнамачарья показал начинающему ученику несколько десятков сложных *асан*, которые обычно выполняются после долгих лет регулярной практики, и у того было менее недели, чтобы довести их до совершенства и продемонстрировать на конференции. В отчаянии Айенгар умолял учителя хотя бы раз взглянуть, правильно ли он делает *асаны*, но тот решительно отрезал, что увидит все во время демонстрации вместе с остальными. Айенгар прекрасно понимал, что, если он сделает что-то неверно, то пострадает репутация самого учителя, а в индийской традиции это подлинная трагедия. На демонстрации он старался изо всех сил, так что на глазах выступали слезы, и выступление произвело огромное впечатление на публику, а учитель признался, что не ожидал такого результата. Именно это событие навсегда связало жизнь Айенгара с йогой, хотя он заплатил за это высокую цену, и боли во всем теле мучили его долгие месяцы. С тех пор Шри Кришнамачарья изменил свое отношение к Айенгару и допустил к занятиям в *йогашале*.

По признанию Айенгара, большинство трудных поз, включая стойку на руках, он осваивал не в процессе длительных занятий, а во время демонстраций. Обычно *асану* приходилось выполнить безукоризненно с первого раза, а объяснения сводились к двум-трем отрывочным указаниям. Однажды *йогашалу* посетил высокопоставленный гость из Мадраса, и Шри Кришнамачарья потребовал, чтобы Айенгар сделал *хануманасану*, которую никто из старших учеников не был в состоянии выполнить. Айенгар вообще не знал этой *асаны*, тогда Шри Кришнамачарья кратко описал позу, и оказалось, что речь шла о продольном шпагате. В результате его выполнения Айенгар повредил подколенные сухожилия, которые зажили лишь спустя несколько лет. Наконец, не слушая никаких возражений, Шри Кришнамачарья отправил Айенгара преподавать йогу в Пуну, однако два года, которые тот провел вместе с учителем, трудно воспринимать как серьезное обучение.

Айенгар неоднократно просил учителя научить его *пранаяме,* но неизменно получал отказ. Шри Кришнамачарья считал, что ему вообще не суждено заниматься *пранаямой*, ибо у него были плохо развитая грудная клетка и слабый позвоночник из-за болезней в детстве и чрезмерной практики прогибов в юности. Наконец, когда Айенгар в очередной раз приехал к *гуру* в Майсур, он решил тайком понаблюдать за его практикой. Шри Кришнамачарья делал *пранаяму* рано утром, а Айенгар выходил в сад и наблюдал за учителем через окно. В 1944 г., основываясь на том, что ему удалось увидеть и запомнить, Айенгар приступил к самостоятельным занятиям *пранаямой*. Первые шаги давались ему с таким же трудом, как в практике *асан*, начатой десятью годами ранее. Он был не в состоянии сделать даже один цикл дыхания: если он делал глубокий вдох, то сил на растянутый выдох уже не оставалось. Тогда он полностью перестроил практику *асан* и стал придавать особое значение наклонам вперед, которые дали позвоночнику необходимую силу и стабильность. Лишь через несколько лет он снова вернулся к *пранаяме*.

Более чем шестидесятилетняя практика Айенгара была полна трудностей не только в начале пути. Вплоть до 1958 г. одна напасть непрерывно сменяла другую: когда наметился определенный прогресс в *пранаяме*, Айенгар начал терять сознание в *асанах*. Но он продолжал заниматься, и его упорство было вознаграждено: последующие двадцать лет стали золотым веком его практики. В 1978 г. Шри Кришнамачарья велел Айенгару уменьшить физическую нагрузку и больше медитировать. Спустя всего три месяца тело Айенгара утратило эластичность, и хотя он снова начал практиковать по четыре-пять часов в день, так и не смог вернуть былую форму. Восстановлению прежних достижений помешала авария, в которую он попал в январе 1979 г., повредив левое плечо, позвоночник и колени. Айенгар не мог делать наклоны вперед, балансы и скручивания, он практически вернулся к тому, с чего начинал сорок лет назад. А всего через три месяца с ним случился еще один несчастный случай, в результате которого он повредил правое плечо и правое колено. Следующие десять лет ушли на то, чтобы научиться выполнять большинство *асан*, которые Айенгар был в состоянии делать ранее. Незадолго до своего восьмидесятилетия он снова повредил ногу, а в конце 2001 г. — плечо, но по-прежнему занимался йогой по шесть часов в день. Резюме практики Айенгара выражено в его словах: *«Я хочу умереть с сознанием того, что сделал все возможное с телом, которое у меня есть»*.

Социальная организация

Институт йоги памяти Рамамани Айенгар

Институтом айенгар-йоги управляет Б. К. С. Айенгар, ему помогают дочь Гита и сын Прашант. Институт был открыт в Пуне в 1975 г. и посвящен памяти супруги Айенгара. Скоро он превратился в место паломничества для тысяч учеников, прибывающих туда со всего мира, чтобы постичь сущность йоги и ценности жизни. В последнее время попасть туда без необходимых рекомендаций становится все труднее. Холл института заполнен многочисленными вознаграждениями, приглашениями и произведениями искусства, представленными Айенгару правительствами и организациями, студентами и поклонниками со всех континентов. Главный зал для занятий находится на первом этаже, над которым расположен меньший зал для новичков. В библиотеке института собраны более десяти тысяч книг на индийских и иностранных языках по самым разнообразным предметам: философии, анатомии и физиологии, *аюрведе*, медицине, священным писаниям и, конечно, йоге.

Уникальная планировка института весьма символична: здание имеет три этажа, которые представляют тело, разум и душу, а также *бахиранга, антаранга* и *антаратма садхану* — внешнюю, внутреннюю и сокровенную практику. Восемь колонн и 88 ступеней воспроизводят по смыслу восемь этапов аштанга-йоги Патанджали. В институте регулярно проводятся занятия по *асанам* и *пранаяме*, а также специальные классы для женщин, детей и спортсменов. Множество больных людей с любыми диагнозами получают знания и помощь на занятиях по йога-терапии. Наиболее обычны случаи с высоким кровяным давлением, заболеваниями сердца, неполадками с позвоночником. Здесь часто используются опоры и веревки, чтобы помочь пациентам принимать и удерживать классические *асаны*, которые они иначе не способны выполнить. Мы отмечали данную особенность айенгар-стиля и еще вернемся к ней ниже.

В 1978 г. по случаю 60-летия Айенгара его учениками был создан исследовательский центр «Прояснение йоги», зарегистрированный в Обществе Милосердия в Бомбее. Главная цель нового подразделения института состоит в том, чтобы распространять айенгар-йогу среди всех слоев общества. Кроме развития йога-терапии там осуществляются иные виды деятельности: занятия по йоге для детей, научные исследования в области йоги, подготовка преподавателей для проведения кратких курсов в различных городах Индии, демонстрации и лекции по йоге для широкой публики и различных организаций, особые мероприятия, имеющие отношение к айенгар-йоге.

Распространение айенгар-йоги в мире

Обзор центров айенгар-йоги в мире представляется еще более неподъемной задачей, нежели в случае аштанга-виньяса-йоги. Современному ученику проще всего разобраться в столь разветвленной организации по Интернету. На официальном сайте института приводится директорий с перечнем центров во всех странах, и всякий может выбрать себе учителя в своем городе. Одним из самых первых и наиболее известных центров стал Парижский центр йоги Айенгара, который возглавляет Фаек

Бириа — «любимый ученик» Айенгара. Элитность некоторых мероприятий этого центра довольно показательна. Например, на рекламе семинара Бирии в Гонконге, проведенного по просьбе самого Айенгара, была объявлена плата тысяча долларов за один день, причем туда допускались только практикующие айенгар-йогу не менее года, а на обеденный перерыв никому не позволялось покидать зал, поэтому предлагалось приносить «легкую еду» с собой. Комментарии относительно «бизнес-йоги» излишни, ибо такова реальность.

Среди крупных национальных объединений достаточно отметить Всеобщую американскую ассоциацию айенгар-йоги. Цели этого союза состоят в том, чтобы распространять айенгар-йогу предельно широко и поддерживать установленные стандарты ее преподавания, облегчать и ускорять связь между Айенгаром и его последователями в США, в целом способствовать плодотворному культурному обмену между Востоком и Западом. В рамках данной организации несколько центров составляют отдельную ассоциацию айенгар-йоги в Южной Калифорнии, включая Институт айенгар-йоги в Лос-Анджелесе и центры в других крупных городах штата. Американизация йоги представлят собой довольно интересный феномен. Лучший пример - лаконичные сведения на сайте лос-анджелесского института, где представлены всего три веб-страницы: расписание занятий на неделю, карта стоянок для парковки автомобилей и газета с новостями по йоге. Очевидно, сама айенгар-йога в представлении уже не нуждается, достаточно объяснить людям, когда и как добраться до места практики.

Центры айенгар-йоги в России

Айенгар приезжал в Москву в конце октября 1989 г. на Первую всесоюзную конференцию по йоге и пробыл там около десяти дней. Бесспорно, самой важной частью его визита были занятия, включая два мега-класса, на которые пришло огромное количество людей. Айенгар начал с того, что заставил всех снять носки и оголить колени — это уже была сенсация. Люди занимались с нескрываемым энтузиазмом, засыпали учителя вопросами, но было много новых терминов, и переводчики плохо справлялись с передачей смысла. В 1992 г. Айенгар дал официальное разрешение открыть центр йоги в России, и уже

89

годом позже возник Центр Йоги Айенгара в Москве, а вскоре появился русский перевод книги Айенгара «Прояснение йоги». Спустя десять лет, наполненных всевозможными трудностями и успехами, два десятка преподавателей ведут занятия в залах центра и клубах по всему городу. В центр приходит заниматься около тысячи человек, и администраторы в горячие дни отвечают на десятки звонков. Успешно развиваются центры айенгар-йоги в Петербурге и других крупных городах России, налажены связи с группами в Молдавии и на Украине.

В истории становления айенгар-йоги в России следует отметить особую роль Фаека Бирии, директора Центра Йоги Айенгара в Париже. Первый раз он специально приехал из Франции в 1989 г., чтобы сопровождать Айенгара, и тот попросил его время от времени посещать Россию и обучать йоге. Бирия отнесся к заданию очень ответственно и на долгие годы стал настоящим апостолом айенгар-йоги в России и самым любимым учителем. Месяц спустя после визита Айенгара он приехал вести занятия на рождественских каникулах, а после его отъезда йога стала неотъемлемой частью жизни для многих, и они продолжили регулярные занятия дома. В апреле 1990 г. Бирия снова приехал в Москву, но не ограничился занятиями, а принял участие в съемках для телевидения и провел цикл из десяти передач «Уроки с Фаеком Бирия». В очередной приезд в сентябре того же года Бирия посетил Петербург, и хотя занятия шли всего два дня, вернувшись туда через год, он застал и там неплохо подготовленную группу учеников. Сейчас в петербургском центре айенгар-йоги работают более десяти инструкторов, некоторые имеют международный сертификат.

Истолкование йоги как таковой

Рефлективная структура самадхи

Как предполагалось, именно комментарий Айенгара к «Йога-сутрам» Патанджали должен стать центром сосредоточения внимания при выявлении философских оснований не только айенгар-школы, но и традиции Шри Кришнамачарьи в целом. Хотя создатели двух других школ были несравненно ближе к учителю, их обращение к *сутрам* носило характер обобщающий. Патабхи Джойс никогда не занимался последовательным комментированием, а вырабатывал отношение к этапам йоги, изложенным в *сутрах*, причем с практическими целями. Дешикачар же передавал через свои комментарии в большей мере дух учения, на правах сына и преемника, и его текст далек от научной последовательности, а более похож на собрание «возвышенных» афоризмов, вступающих в резонанс с *сутрами*. Вот почему мы подробно остановимся на введении основных понятий в комментарии Айенгара к «Самадхи-паде», где присутствует усилие к строгости в употреблении терминов и выстраиванию логических связей. Айенгар исходит из практики и не претендует на ученость, однако в смысле осознанного предстояния перед чистым бытием он, безусловно, философ.

Определение йоги

В пословном переводе второй *сутры* вместо вариантов перевода слова «йога» Айенгар приводит собственное определение йоги: «объединение или интеграция от самых внешних проявлений к сокровеннейшей душе, т. е. от кожи к мышцам, костям, нервам, уму, разуму, воле, сознанию и самости». В контексте этого движения *читта* (сознание) понимается как «транспортное средство», на котором ум перемещается все ближе к душе, а йога призвана устранить *вритти*, или «вибрации», утомляющие в этом путешествии. Однако Айенгар редко удовлетворяется метафорами, и в данном случае он апеллирует к философии *санкхьи*, чтобы объяснить соотношение *манаса* и *читты* — ума и сознания. В его интерпретации, принцип мышления (*антахкарана*) связывает мотивирующий принцип природы (*махат*) с индивидуальным сознанием (*читта*), которое представляется потоком, объединяющим самость (*ахамкара*), разум (*буддхи*) и ум (*манас*). Этот поток становится замутненным из-за контактов с внешним миром, а подобная «муть» и составляет те *вритти*, которые йога призвана устранить. Практика йоги позволяет воссоединить составляющие человеческой личности по мере углубления сознания вовнутрь: от осознания кожи к осознанию души. В пределе человеческая самость погружается в космическую Самость, и происходит слияние одной формы бытия (*пракрити*) с другой (*пуруша*). Данный вывод соответсвует пониманию

Айенгаром творения по *санкхье*, которое происходит как «смешивание» *пракрити* с *пурушей*.

Отмечая, что в определении йоги как *читта-вритти-ниродха* слово *читта* часто переводят как «ум», Айенгар обращает внимание на его типичное западное значение: это не только способность связывания и воления, постижения и развития мысли, но также и способность различения. Однако в действительности *читта* означает «сознание», причем в индуистских философских направлениях (*санкхья* и йога) *читта* делится на три составляющие: ум (*манас*), разум (*буддхи*) и эго, или осознание себя (*ахамкара*). Ментальное тело имеет две части: ментальную оболочку (*маномайя коша*) и интеллектуальную оболочку (*виджнянамайя коша*). Термин «сознание» (*читта*) охватывает обе части: ум отражает объективные знания, а разум — субъективный опыт, и при объединении они трансформируются в мудрость. Так, если космический разум является первопринципом природы, то сознание выступает первопринципом человека, который йога призвана восстановить в исходном значении.

Классификация вритти

При переводе пятой *сутры* о том, что *вритти* бывают пяти видов и притом «болезненные или безболезненные» *(клишта* или *аклишта)*, Айенгар добавляет «постижимые или непостижимые», а в комментарии — «явные или скрытые». Он приводит для примера раскаленный уголь, покрытый пеплом, жгучая природа которого познается при прикосновении к коже. Постижимое страдание и беспокойство контролируется в процессе практики йоги посредством силы воли, а проявление непостижимого предотвращается путем освобождения от желаний и привязанностей. Основанием для расширения смысла *сутры* Айенгару послужила параллель со второй *сутрой* «Садхана-пады», где Патанджали пользуется словами *дришта* и *адришта* — «видимые и невидимые». Однако в действительности там речь идет о *клешамула кармашая* — «корнях кармических впечатлений». По-видимому, сравнение самих *вритти* с *клеша* представляется Айенгару избыточным, и он ограничивается соотношением атрибутов. Оба состояния — болезненное и безболезненное — могут быть явными или скрытыми, и их можно остановить посредством йогической практики и отречения. Причем это не обособленные проявления независимых реальных событий, ибо они взаимно питают и поддерживают друг друга. Для дальнейшего раскрытия сути данной *сутры* приводятся отсылки в двух направлениях: к *сутрам* о свободе и несчастье.

В качестве определения по аналогии Айенгар предлагает соотносить пять типов сознания (*читта*) с пятью видами загрязнения сознания (*читта-вритти*) следующим образом: *мудха* (невежественное) — *нидра* (сон), *кшипта* (отторгнутое) — *випарьяя* (заблуждение), *викшипта* (приверженное) — *викальпа* (воображение), *экагра* (однонаправленное) — *смрити* (память), *нируддха* (контролируемое) — *прамана* (правильное знание). Последнее из них есть непосредственное знание сути бытия, выводящее познающего за пределы процесса познания к состоянию, которое Айенгар определяет как *аманаскатва*. В комментарии к определению правильного знания он поясняет, как практика *асан* становится первым шагом на пути пробуждения осознанности. Выполнение *асан* подводит осознание к поверхности клеточного тела посредством напряжения, а к физиологическим системам — по мере удержания позы. Однажды пробужденный, разум может проявляться в динамическом качестве как способность различения. Это происходит, например, при выполнении равновесных *асан*, когда нужно уравнять вес левой и правой руки, задней и передней части тела. Человек управляет телом, прививая ему физическую культуру, но развивает осознание, культуру мышления. Точно так же осуществляется работа с более тонкими оболочками тела посредством *пранаямы, пратьяхары* и на более высоких ступенях йоги.

Способность различения есть процесс уравновешивания в мире двойственности, позволяющий очистить *читту* от чувственных впечатлений. Но духовное знание, или истинная мудрость, запредельна способности различения, она не функционирует в мире двойственности и воспринимает лишь основание единства. *Буддхи* обладает способностью воспринимать самого себя, и согласно Айенгару, внутренне присущей «добродетелью» *буддхи* является честность. В данном случае он осуществляет «возведение в понятие», и честность выступает как «собственное свойство» *буддхи*. Напротив, неверное понимание и ошибочные суждения вызывают ложные чувства и «заражение» сознания, которое сбивает практикующего с верного направления приложения усилий в опыте раскрытия субъекта познания и может привести к раздвоению или «расколу» личности. При изменении восприятия, содержание памяти, вмещающее результаты всех остальных четырех видов *вритти*, тоже может измениться, но при правильном использовании память отражает опыт в его истинном свете, и эта способность служит основанием для практики различения.

Абхьяса и вайрагья

Абхьяса (практика) и *вайрагья* (отречение) — два основных средства успокоения беспорядочного движения сознания, которые взаимозависимы и важны в равной степени. Айенгар раскрывает их взаимодополнительность следующим образом. Практика — позитивный аспект йоги, а отречение — негативный, и они уравновешивают друг друга подобно вдоху и выдоху, или *ха* и *тха* в определении хатха-йоги. Практика представляет собой эволюционный процесс, а отречение — инволюционный; соответственно, из восьми ступеней йоги, практика включает в себя преимущественно первую половину пути самореализации (*яма, нияма, асана, пранаяма*), а отречение — вторую половину (*пратьяхара, дхарана, дхьяна, самадхи*). Несмотря на данное распределение преобладания того или иного средства на конкретном этапе пути, они должны соприсутствовать на всем его протяжении. Без отрешенности на низших уровнях сила, выработанная в процессе практики, может выйти из-под контроля, и привести к разрушениям в жизни практикующего, тогда как на высших уровнях отрешенность в отсутствии всяких усилий чревата стагнацией и внутренним падением. Если посредством практики человек вырабатывает и очищает энергию, то посредством отречения он освобождается от вовлеченности даже в тончайшие проявления феноменального мира. Накопление энергии без контроля не может привести к свободе, и с целью управления сознанием Айенгар выделяет пять стадий *вайрагьи* в соответствии с пятью стадиями инволюции *пракрити* согласно системе *санкхьи*.

Концепция Ишвары

В контексте йоги Ишвара — ориентир для реализации, ибо его основное отличие от индивидуальной души состоит в свободе от *клеш*, вызывающих *вритти*. Он есть *пуруша-вишеша* — особый (превосходный) индивидуум и представлен священным слогом *Аум*, три звука которого получают множество коннотаций: три *гуны*, три бога, три аспекта времени, три аспекта личности и другие триады. Смысл предания себя Господу путем повторения *мантры* заключается в установлении вибрационного соответствия, позволяющего растворить грубые составляющие сознания и освободиться от навязчивой конкретизации бытия, заданной в текущем воплощении. Даже первое слово «Йога-сутр» — *атха*, которое обычно переводят как «теперь», но которое означает также «молитва» и «благословение», Айенгар переводит как «с молитвой о божественном благоволении». Однако он протестует против обычного заключения, что *экаграта* есть преданность Господу, ибо бог в качестве объекта запределен способностям среднего человека к созерцанию. Если непосредственная преданность Господу была бы доступна каждому, Патанджали не пришлось бы описывать иные средства достижения божественного состояния. Медитация на образе бога позволяет лишь уловить резонанс и задать верное направление, а устранение препятствий на пути самореализации выполняется с помощью технических методов самой личностью. Полная и безоговорочная преданность доступна только тем, кто прошел весь путь в предыдущих жизнях и близок к цели.

Как отмечают рецензенты, хотя Айенгар достаточно резко отрицает, что йогу можно считать религией, в принципе, он отвергает только слово «религия». Айенгар раскрывает свою позицию, переводя первую *сутру* нетрадиционно: «С молитвами о божественных благословениях, теперь начинается изложение священного искусства йоги». В обычных переводах это утверждение звучит просто: «Теперь наставление в йоге», и в санскритском оригинале есть только три слова. Айенгар считает Патанджали развитой душой, воплотившейся по своему собственному желанию, чтобы помочь человечеству, которая приняла человеческую форму, перенесла горе и радость и научилась возвышаться над ними. Интересно, что Айенгар занимает здесь более религиозную позицию, чем в своем раннем трактате «Прояснение йоги», хотя даже там он вызывает йогу «истинным единением с желанием Бога». И все же акцент сделан на практику, поэтому айенгар-йога доступна людям всех вероисповеданий, и религиозность не составляет препятствия. Идея Бога в йоге не личная, а лишь отражает ведическое представление о Невыразимом.

Препятствия в йоге

Патанджали называет девять препятствий в практике и четыре дополнительных причины дальнейшего отвлечения внимания от реализации цели. Поясняя способы их преодоления, Айенгар привлекает практику *асан* даже там, где Патанджали ведет речь исключительно о созерцании. Так, в качестве «божественных объектов» он предлагает созерцать каждую стадию выполнения *асаны* или каждое дыхательное движение в *пранаяме*. Это позволяет привести *читту* в состояние незаинтересованности объектами желаний, ибо лишь сознание, свободное от желаний, становится чистым. Для того чтобы добиться устойчивости сознания, в качестве «желанных объектов» для медитации, доставляющих удовольствие при созерцании, Айенгар снова рекомендует в совершенстве освоенные *асаны*, ибо самым «приятным» объектом является собственное существование, суть бытия.

Типология самадхи

Именно посредством *абхьясы* и *вайрагьи*, как уточняет Айенгар, достигаются четыре типа *сампраджнята* (различимого) *самадхи*, а именно: *витарка* (анализ) *вичара* (синтез), *ананда* (блаженство) и *асмита* (самость). Первые два типа подразделяются на *савитарка* (правильный анализ) и *нирвитарка* (без анализа), *савичара* (правильная рефлексия) и *нирвичара* (без рефлексии). В итоге мы получаем шесть разновидностей *сампраджнята самадхи*, или *сабиджа* (с семенем), однако существуют седьмое состояние — *асампраджнята* (неразличимое) *самадхи* и восьмое — *нирбиджа* (без семени), которое также называется «облако добродетели» *(дхарма мегха)*. *Асампраджнята самадхи* выступает в качестве места духовного отдохновения *(вирама пратьяя)*, промежуточного состояния между *сабиджа* и *нирбиджа самадхи*. В словаре терминов

Айенгар приводит несколько переводов для каждого слова, и сам использует те или иные в разных местах текста.

Айенгар обосновывает необходимость идентификации состояний *самадхи* именно в практике *асан*, обращая внимание, что Патанджали в основном дает рекомендации сразу на нескольких уровнях. Когда человек приступает к практике *асан*, он полон сомнений и действует методом проб и ошибок — такова природа *витарки*, затем он переходит к исследованию возможностей собственного тела и учится их использовать и развивать — это уже *вичара*. Когда выполняемая *асана* приобретает правильную форму, возникает ощущение, что осознание смещается от поверхности кожи к центру бытия, а от центра излучается к периферии тела — внимание становится центробежным и центростремительным в одном и том же процессе, и это переживания слияния с самим собой вызывает блаженство — *ананда*. Наконец, деятельное вмешательство сознания становится излишним, процесс освоения *асаны* подходит к завершению и практикующий обретает полный покой. При достижении совершенства в выполнении *асаны* сознание пронизывает все тело, и каждое движение тела включено в его целостное восприятие, так что *асана* схватывается как одно связное целое во всех направлениях. *Асана* полностью вмещается и удерживается в сфере внимания, ориентированного на постижение души. Метафорически тело представляется как лук, *асана* — как стрела, а душа — как цель. Когда *асана* «срабатывает», цель достигается, а смысл *асаны* и логика ее действия реализуется. Практикующий теряет ощущение различия между идеальной формой *асаны* и своим собственным телом, все миллионы клеток его тела воссоединяются с сутью его бытия, и таким образом он обретает единство с самим собой, соответствующее *асмита* — высшей форме *сампараджнята самадхи*.

Айенгар предлагает собственное истолкование также и двух последних форм *самадхи*. Состояние, которое Патанджали выделяет между *сабиджа самадхи* и *нирбиджа самадхи,* называя его *вирама пратьяя*, Айенгар относит к *асампраджнята самадхи*. Последнее *самадхи* наступает вместе с прекращением функционирования мозга по обслуживанию воспроизведения всех *самскар*, кроме достижений правильной практики. В этом состоянии практикующий свободен от всех желаний, стремлений и упований, однако его положение «сомнительно». Патанджали подчеркивает, что не следует останавливать практику, но следует удвоить усилия, а Вьяса называет удвоенные усилия *упая пратьяя,* посредством которых достигается *нирбиджа самадхи.* Айенгар обращает внимание на то, что Патанджали использует здесь не термин, а просто слово «другое», подразумевая другой тип *самадхи,* а вовсе не *асампраджнята самадхи,* как толкует большинство комментаторов. Опасность данного состояния состоит именно в переживании «бестелесности», которая приводит к естественной изоляции души, или «самодостаточности», но не к освобождению. Для того чтобы преодолеть эту духовную заторможенность, вызванную самодовольством, Патанджали рекомендует объединить пять качеств: веру, упорство, память, сосредоточение и понимание. Но он отмечает также различие возможностей практикующих, которые пребывают на одном из трех энергетических уровней и способны проявлять различную степень настойчивости в практике.

Йога-врикша: взращивание единства

Представления Айенгара о синтезе йоги в форме понятийного «дерева» *(врикша)* были изложены им в книге «Йога-врикша», где йога определяется как единение индивидуальной души с Абсолютным Духом. Практика йоги первоначально объединяет тело и ум, при дальнейшем развитии происходит также единение ума и разума, а в пределе, — союз тела, ума и разума с глубинами души. Напомним, что в «Йога-сутрах» Патанджали путь делится на восемь этапов или аспектов: *яма, нияма, асана, пранаяма, пратьяхара, дхарана, дхьяна, самадхи.* Кроме того, йогу можно рассматривать как состоящую из трех слоев: внешнего, внутреннего и сокровенного, или физического, ментального и духовного. В таком случае восемь этапов йоги делятся на три стадии духовного возрастания. *Яма* и *нияма* содержат социальные и личностные этические учения; *асана, пранаяма* и *пратьяхара* ведут к развитию личности, к пониманию самого себя; *дхарана, дхьяна* и *самадхи* завершают путь, принося опыт прозрения души, но не входят в практику.

В иносказательной форме Айенгар повествует о том, как мудрецы прошлого, испытавшие прозрение души, обнаружили семя дерева внутренней сути в йоге. Это семя состоит из восьми долей, из которых возникают восемь частей йоги. Корнем дерева является *яма*, которая заключается в пяти принципах: *ахимса* (ненасилие), *сатья* (правдивость), *астея* (неворовство), *брахмачарья* (целомудрие) и *апариграха* (нестяжательство). Соблюдение принципов *ямы* дисциплинирует пять органов действия: руки, ноги, рот, половые органы и органы выделения. Поскольку органы действия управляют органами чувств и разумом, йоги начинают с контроля над поступками, и *яма* служит укоренением в йоге. Затем идет ствол, который сравнивается с принципами *ниямы*: *шауча* (чистота), *сантоша* (довольство), *тапас* (устремленность), *свадхьяя* (изучение священных текстов и твержение мантр) и *Ишвара-пранидхана* (предание себя Господу). Пять принципов *ниямы*, по мнению Айенгара, контролируют пять органов чувств: глаза, уши, нос, язык и кожу.

После обретения устойчивости в мире начинается развитие личности. От ствола дерева отходят ветви — *асаны*, различные позы, приводящие физические и физиологические функции тела в гармонию с психологическим идеалом йоги. На ветвях вырастают листья, которые взаимодействуют с воздухом и снабжают энергией все дерево. Листья соответствуют *пранаяме*, науке о дыхании, которая связывает макрокосм с микрокосмом, налаживают работу дыхательной и кровеносной систем. Овладение *асанами* и *пранаямой* помогает достичь независимости разума от тела, что само собой приводит к установлению состояний концентрации и медитации. Ветви дерева *(асаны)* полностью покрыты корой, которая защищает поток энергии между листьями и корнем *(пранаямой и ямой)*. Кора соответствует *пратьяхаре*, представляющей собой движение чувств внутрь, от поверхности кожи к внутренней сути.

Наконец, в развитии присутствуют естественные потоки и закономерные результаты. Сок дерева, который переносит энергию во внутреннем путешествии, есть *дхарана* — концентрация, сосредоточение внимания на сути бытия. Сок связывает клетки листвы с клетками корней, т.е. *пранаяму* с *ямой*

— дыхание с действиями. Опыт такого единства бытия, от периферии до самого центра, когда наблюдатель и наблюдаемое становятся одним целым, достигается в медитации. Когда энергетический обмен внутри дерева совершенен, на нем распускаются цветы. *Дхьяна* (медитация) — это цветок дерева йоги. Наконец, когда цветок превращается в плод, наступает *самадхи*, или окончательное и бесповоротное сосредоточение в блаженстве осознанного бытия. Как сутью дерева являются плоды, так и сутью практики — свобода и покой *самадхи*, где тело, разум и душа объединяются и сливаются с Абсолютным Духом.

Совмещение хатха-йоги и раджа-йоги

Опираясь на два основных классических текста — «Йога-сутры» и «Хатха-йога-прадипику» — Айенгар стремится развеять неверное представление о том, что раджа-йога духовна, а хатха-йога — просто физическая подготовка. В обоих текстах целью названо состояние *самадхи*, различие же Айенгар усматривает в следующем. В «Хатха-йога-прадипике» говорится, что йога есть *прана-вритти-ниродха*, т. е. успокоение колебаний дыхания, а в «Йога-сутрах» йога определяется как *читта-вритти-ниродха*, т. е. успокоение колебаний ума. За доли секунды ум может последовать во многих направлениях, тогда как у дыхания единственный путь: вдох и выдох. Оно может приостановиться в момент задержки, но не бывает множественным, подобно уму. Вот почему управление дыханием и наблюдение за его ритмом ведет к успокоению сознания. Таким образом, «Хатха-йога-прадипика» начинается с контроля над праной (т. е. дыханием или энергией), а «Йога-сутры» — с управления сознанием, но эти пути встречаются в определенной точке, и в конечном счете между достижениями не обнаруживается различий. Управление дыханием позволяет контролировать сознание, управление сознанием делает дыхание ритмичным, и их единение выступает итогом как хатха-йоги, так и раджа-йоги. В целом, йога едина.

Айенгар разъясняет свое отношение к хатха-йоге в предисловии к изданию «Хатха-йога-прадипики», исследуя пять основных концепций: мнение, знание, цели жизни, здоровье и счастье. Мудрецы древности обнаружили цели, достижение которых становится средством улучшения жизни: выполнение обязанностей *(дхарма)*, приобретение богатства *(артха)*, осуществление желаний *(кама)* и освобождение от мира *(мокша)*. Патанджали в конце «Йога-сутр» заключает, что практика освобождает йога от целей жизни и качеств характера, после чего он способен достичь своего предназначения, т. е. преодолеть «бытие человеком» как таковое. Человек *(мануша)* по определению есть тот, кто обладает мнением *(манасом)*, которое выступает внутренним координатором органов восприятия и действия и внешним координатором поступающих сведений и самосознания. Человек наделен этим специальным «шестым чувством», чтобы он мог наслаждаться миром или искать освобождения от мирских объектов. Знание предполагает знакомство с фактами или принципами изучения и бывает двух типов: мирское и духовное. В процессе практики йоги оба вида знания способствуют развитию сбалансированной структуры мнения во всех обстоятельствах. Для приобретения знания важно здоровье, или совершенная гармония систем организма, и методы хатха-йоги разработаны затем, чтобы наладить верный ритм их взаимодействия. На психическом уровне практика хатха-йоги помогает преодолевать три типа несчастья: физическое, умственное, духовное *(адхьятмика, адхидайвика, адхибхаутика)*.

Примечателен исторический подход Айенгара к сотношению развития методов раджа-йоги и хатха-йоги. Во-первых, он отождествляет Патанджали, автора «Йога-сутр», с двумя другими Патанджали, грамматистом и врачевателем, что примечательно, но лишь в смысле традиционности его мнения. Во-вторых, и это действительно оригинальное суждение, он считает Сватмараму, автора «Хатха-йога-прадипики», по образу мыслей «современником» Патанджали, хотя по имеющимся данным их разделяет около полутора тысяч лет. Аргументация, которую он приводит, носит легендарный характер. Богиня Парвати, жена Господа Шивы, получила от него наставление в самой важной науке целостного развития человека — хатха-йоге. Парвати передала ее Брахме, а тот — древним ведическим мудрецам. Наконец, практическое знание было записано йогом Сватмарамой (XV в. н. э.) как дополнение к литературе йоги, восходящей к *ведам* (XV в. до н. э.). Сватмарама был особым звеном в длинной ненарушенной линии мудрецов, которых он называет поименно в начале трактата. Рассмотрение перечня приводит Айенгара к выводу, что йога, описанная Сватмарамой, вполне «современна» йоге Патанджали, чьи «Йога-сутры» также служили закреплением укоренившейся практики. На этом основании Айенгар снова подтверждает заключение, что все методы хатха-йоги служат исключительно достижению целей раджа-йоги.

Особенности построения практики

Айенгар стал первым учителем XX века, который сделал мудрость «Йога-сутр» доступной для обычных людей всех слоев общества через практику йоги. В отличие от ученых *пандитов*, формулирующих смысл *сутр* посредством умозрительных понятий, Айенгар находит смысл каждого слова *сутр* в реальном поиске и практике, путем экспериментирования на себе перед проведением занятий. Выполнение *асан* и *пранаям* учит человека концентрироваться на любом предмете по своему выбору и развивает способность различения. Тогда он отделяет в восприятии существенное от случайного и достигает не только физической устойчивости, но и душевного равновесия. В результате каждый обретает совершенство в самореализации: так, скрипач Менухин почитал Айенгара не как лучшего преподавателя йоги, а как лучшего преподавателя музыки. На социальном уровне айенгар-йога универсальна и рассчитана на людей любого возраста и пола, независимо от географических и экономических барьеров. Однако это не предполагает случайности практики, а требует от любого практикующего систематических занятий на избранном пути.

Принципы подключения к айенгар-йоге

Внутренняя работа в айенгар-йоге полностью зависит от внешней активности, которая позволяет жителям современных мегаполисов достичь высокого уровня в практике йоги. Человек, живущий в обществе, должен научиться противостоять любым экономическим, социальным и семейным трудностям. Окружающая реальность, повседневность, действительность воспринимается как вызов. Оставаясь в обычной обстановке, человек обретает совершенство быстрее, нежели находясь в уединении. Таким образом, цивилизованная жизнь придает дополнительную «окраску» практике йоги. Жизнь в большом городе становится тяжелым испытанием, но ведет к значительному прогрессу в практике. Пребываяя в горах ради духовного поиска, человек не приобретет такого опыта противостояния жизненным неурядицам, как среди повседневной суеты. Практикующий айенгар-йогу живет в мире, хотя и не принадлежит ему.

Тема, возможно ли продвижение по пути йоги для людей, живущих в напряженном ритме современной цивилизации, была ключевой в одном из интервью с Фаеком Бирией. Он отмечал, что йога относится к тем редким практикам, которые в любой период истории могли решить многие вопросы, и именно поэтому сохранилась. Глобальные человеческие проблемы, даже видоизменяясь, остаются очень схожими во все времена: жизнь человека двадцать веков назад была не менее насыщена драматическими событиями, чем жизнь современного человека, и он точно так же страдал, например, от бессонницы, как и сейчас. Вопрос, может ли западный человек заниматься йогой, сугубо «восточной» практикой, лишен смысла, ибо головная боль американца ничем не отличается от головной боли француза. Единственное различие заключается в причинах и формах проявления проблем, а суть их повсюду одинакова. Йогу можно практиковать в любой стране мира. По наблюдениям Бириа, йогой сейчас больше интересуются на Западе, чем в самой Индии, что свидетельствует о ее пользе и насущной потребности в ней западных людей.

Бириа знает многих людей, которые живут «в бешеном ритме», значительную часть времени уделяют работе, но тем не менее регулярно занимаются айенгар-йогой. В процессе работы они подвержены частым стрессам, им нужно освободиться от накопившейся усталости. На начальном этапе занятий требуется что-то вроде «первоначального взноса» в виде получаса ежедневных занятий. Но спустя месяц человек чувствует такую ясность ума и бодрость духа, что может постепенно заменять регулярной практикой часть ночного сна, не внося беспокойства в жизнь семьи и не меняя рабочего режима. Под релаксацией понимается способ позволить разуму побыть наедине с собой в состоянии чистоты, чего невозможно достичь, если человек недостаточно тренирован в выполнении *асан* и *пранаямы*. По научным данным, частота электрической активности мозга обычного человека составляет 14–21 пульсацией в секунду, а во время практики она постепенно замедляется до 5–7. Такое состояние и считается истинной релаксацией.

Теперь становится понятным, почему особое значение в практике уделяется работе в *асанах*, где акцент делается на выстраивание правильного положения тела и «выдержки времени», при которой практикующий должен оставаться как можно дольше в каждой *асане*, чтобы испытать ее воздействие. Важно не внешнее принятие формы, а понимание внутренних процессов и состояние расслабления и покоя, на фоне которого становится возможным тонкое урегулирование кожи, мускулов и сухожилий, чтобы достичь стабильности и ощущения движения энергии в каждой *асане*. Айенгар-йога — это интенсивные занятия, требующие от человека огромой силы воли и концентрации, больших усилий. Но не следует путать интенсивность с напористостью, ибо она зависит от приложения силы воли, а не физической силы. Если использовать только ресурсы тела, то можно нанести лишь вред. Ученика ведут от простых *асан* к сложным постепенно, не столько за счет усиления нагрузок, сколько путем укрепления силы воли.

Индивидуальный подход к каждому — обязательное условие занятий: принцип остается тем же, однако в зависимости от особенностей человека, ему предлагают самое необходимое. Во время практики допустимо использование вспомогательных опор типа деревянных устройств, поясов и веревок. Особенно это актуально в период освоения и совершенствования *асаны* (с постепенным отказом от пропсов), а также в йога-терапии с целью получить характерный эффект воздействия каждой *асаны* при физической невозможности ее выполнить. Практикующий тщательно изучает разнообразные последовательности, в которых должны выполняться различные группы *асан*, поскольку эффект *асаны* зависит от ее места в определенной последовательности. Практикующий должен быть полностью вовлечен (физически, мысленно и эмоционально) в применение предлагаемых методов, ибо руководство на пути йоги предполагает, что индивидуальность ученика не фрагментирована. Компромиссы неприемлемы: ученик прилагает максимум усилий, а преподаватель постоянно усложняет требования, оставляя возможности для совершенствования.

Свобода тела прежде свободы разума

Основной тезис Айенгара: пока не достигнута свобода тела, о свободе духа и говорить не приходится. Айенгар-йога не предлагает своим адептам никаких рекомендаций по медитации. *Дхьяна* понимается как состояние, которому нельзя научить, ибо в нем каждый остается наедине с абсолютным духом. В *самадхи* человек не имеет никаких мнений и чувств, не осуществляет специальных действий и у него не возникает вопросов относительно природы данного опыта. Часто люди путают чувства тишины и ясности с медитацией, но при полном погружении нет даже таких чувств, — это лишь этап на пути к медитации. Выполненные в определенной манере *асаны* вызывают чувство тишины и ясности, и корректно осуществляемая практика приводит не только к физическому, но и к умственному равновесию. Правильная практика направленно воздействует на тело, эмоции и сознание, которые невозможно отделить друг от друга. Например, когда человек волнуется, его тело становится напряженным, а дыхание тяжелым и быстрым. На принципе подсознательного отражения состояния сознания в дыхании и теле строится практика *асан* и *пранаям*. Физическое тело и дыхание сознательно изменяются, чтобы через подсознание управлять эмоциями и мыслями.

На данном основании в айенгар-йоге все восемь ступеней аштанга-йоги преподаются посредством практики *асан* и *пранаям*. Айенгар подчеркивает, что выполнение *асан* нуждается в дисциплине, правила которой сформулированы как *яма* и *нияма*. Далее, телом следует управлять в *асанах* посредством дыхания *(пранаяма)*, при полном вовлечении органов чувств *(пратьяхара)* и полной концентрации *(дхарана)*. Выполнение *асан* ведет к погружению в медитацию *(дхьяна)*, однако только первые четыре ступени *(яма, нияма, асана, пранаяма)* можно преподавать, тогда как остальные осваиваются на собственном опыте, и им нельзя научить. *Асаны* выполняются не просто физически, но предполагают комплексную работу с дыханием, восприятием и мышлением, вовлечением их в каждое положение тела. Любая *асана*, принятая без полного погружения в нее, превращается в обыкновенное упражнение. *Асана* по сути предполагает отражение состояния сознания в действии, которое никогда не должно отделяться от тела.

Ключевое отличие подхода Айенгара к освоению *пранаямы* от других школ в традиции Шри Кришнамачарьи состоит в четкой последовательности: сперва *асаны*, потом *пранаяма*. В «Прояснении пранаямы» он вполне определенно утверждает:

«Широко распространено неверное представление о том, что асаны и пранаямы *должны практиковаться вместе с самого начала занятий йогой. Опыт автора говорит о том, что если начинающий следит за совершенством позы, он не может сконцентрироваться на дыхании. Он теряет равновесие и глубину исполнения («сущность»)* асаны… *До тех пор, пока поза не будет совершенной, не делайте попыток в* пранаяме».

Возвращаясь к классической последовательности, Айенгар предлагает достичь устойчивости и спокойствия в выполнении *асан* перед введением в практику техник ритмического дыхания. Суть объяснений Айенгара сводится к тому факту, что диапазон движений тела изменяется от позы к позе. Вот почему, чем меньше диапазон движений, тем меньше объем легких и короче дыхательный цикл. И наоборот, чем больше диапазон движений тела в *асанах*, тем больше возможности легких и глубже дыхание. В итоге, когда *асаны* выполняются хорошо, дыхание *пранаямы* устанавливается автоматически, но нужно продолжать следить за тем, чтобы не нарушалось совершенство позы. Айенгар подчеркивает важность последовательности освоения, но не отрицает возможность совмещения *асаны* и *пранаямы*, после того как освоены оба метода. Подробнее он останавливается на этом моменте в «Йога-врикше» в форме целенаправленной критики других направлений йоги:

«Выполняя асану, *мы только тогда можем полностью вытянуть тело, когда синхронизируем дыхание с движением. К сожалению, некоторые учителя просят своих учеников задерживать дыхание во время выполнения* асан. *Нигде в древних текстах не сказано, что нужно задерживать дыхание. Когда мы задерживаем дыхание, на что мы обращаем внимание, на*

дыхание или на позу? Когда мы вдыхаем, наш разум движется вперед, как листок. Когда мы выдыхаем, он возвращается назад. Когда мы задерживаем дыхание, мозг напрягается. Как же при этом можно ожидать, что в нашем теле появится спокойствие?»

Духовный смысл *пранаямы* Айенгар раскрывает на основе физиологии дыхания. Вдох есть движение внутренней сути к связи с поверхностью кожи, границей тела — это путь наружу, или эволюционный процесс души. Выдох есть возвращение назад — это инволюционный процесс, когда тело, клетки и рассудок следуют внутрь, достигая своего источника, *Атмы*. Сочетание эволюционного и инволюционного процессов в каждом человеке и называется *пранаямой*. В каждом цикле дыхания чередуются два пути постижения существования Бога: вдох и выдох. *Правритти-марга,* направленный вовне путь созидания, есть вдох, а *нивритти-марга,* направленный внутрь путь отречения, есть выдох. Основываясь на этой философии, йоги достигают равновесия между обоими состояниями. Наконец, созидание *(абхьяса)* и отречение *(вайрагья)* объединяются при задержке дыхания *(кумбхака),* которая удерживает вместе дыхание, разум и внутреннюю суть. Когда проявляющаяся во вдохе божественная основа бытия удерживается йогом так долго, насколько он способен, наступает *атма-дхьяна* — медитация на душе.

Вывод коэффициента сложности асаны

Такое техническое нововведение Айенгара, как «коэффициент сложности» выполнения асаны, учитывает не просто трудность принятия физической формы, а доступность выполнения в ней работы с чувствованием и осознанием. Айенгар уделяет особое внимание трем различным уровням, которые присутствуют в практике *асаны*: конативному, когнитивному и рефлективному. Внешнее копирование позы — это *конативное* действие, означающее способность к волевому импульсу, который является активной составляющей ума. Далее, при физическом выполнении позы все органы чувств начинают ощущать то, что происходит с телом, — это *когнитивное,* познавательное действие. Третья стадия наступает, когда ум наблюдает связь познания кожи с управлением плотью, и практикующий не просто чувствует, а осознает *асану*. Ум действует как посредник между движениями мышц и чувствами, соединяя разум со всеми частями тела и анализируя ощущения — это *рефлективное* действие. Мы остановимся на примерах акцентирования работы на каждом из этих уровней, предполагая их последовательное освоение.

Пример конативного подхода. Напомним, что конативное действие означает способность к сознательно предпринятому волевому усилию. Практически это означает внешнее копирование позы в соответствии с полученным представлением, независимо от качества выполнения. Иными словами, это стадия попытки. Например, коэффициент сложности «стоячих» *асан* в три раза превышает таковой для широко известной позы лотоса, которую обычный человек считает трудной. История из богатой практики Айенгара указывает на его способность простроить переход от внутренней формы к внешней. Однажды к нему привели старика, который был вполне здоров, но настолько ослаб, что его вели под руки. Айенгар предписал ему выполнение «стоячих» *асан*, чем изрядно удивил учеников, но сразу же пояснил: «Он будет делать их лежа!» Практика началась с имитации формы «стоячих» поз при минимальной нагрузке, и через три месяца старец обрел былую способность передвигаться без всякой поддержки.

Пример когнитивного подхода. Напомним, что когнитивное, или познавательное действие предполагает в большей мере чувствование позы, нежели осмысление. При физическом выполнении позы все органы чувств начинают ощущать то, что происходит с телом, и это особенно показательно на примере женской практики. Основное отличие от йоги как таковой связано здесь не столько с качественным изменением самой практики, сколько с количественным приспособлением к ограничениям, налагаемым спецификой женского организма. Так, в течение менструации *асаны* должны быть подобраны так, чтобы не препятствовать протеканию очищения и избежать энергетического истощения или гормональных нарушений. Лежачие *асаны*, выполняемые с помощью ремней и одеял, способствуют расслаблению и сохранению энергии, а сидячие *асаны* позволяют устранить напряжение и стресс. Следует избегать перевернутых поз, балансов на руках, прогибов назад, сжатия живота, выполнения *бандх и мудр,* замыкающих энергетическую систему, а также *пранаям,* активизирующих восходящие токи энергии. Цель такой практики — адаптация к ограничениям и снятие их по возможности, причем с ориентацией прежде всего на чувствование организма.

Пример рефлективного подхода. Напомним, что третья стадия наступает, когда ум наблюдает связь познания кожей с управлением плотью, и практикующий не просто чувствует, а осознает *асану.* Согласно Айенгару, еще Патанджали осознавал важность человеческого мозга и открыл способ его совершенствования, когда все четыре доли приводятся в пассивное состояние. Однако только четыре состояния *сабиджа самадхи* могут быть локализованы в сфере активности определенных частей мозга: передний мозг — *савитарка,* задний мозг — *савичара,* нижняя часть — *ананда,* верхняя часть — *асмита.* Посредством практики и отречения все части человеческого существа: кожа, клетки тела, дыхание и размышление связываются с самостью в *сампраджнята самадхи,* или непрерывном созерцании. Осознание практикующего равномерно распространяется внутри и вокруг тела, и он начинает видеть суть всех вещей ясно и отчетливо, хотя различие между видящим и видимым сохраняется. Так, например, учитель айенгар-йоги рекомендует при выполнении стойки на голове в качестве точки опоры использовать не лоб (как в шивананда-йоге), а макушку. Объясняется это просто: при давлении на лоб активизируется передний мозг, отвечающий за аналитическую деятельность, т. е. продуцирование *читта-вритти* только усиливается, и в лучшем случае практикующий реализует состояние *савитарка,* а во втором случае при движении энергии непосредственно к макушке естественным образом достигается состояние *асмита.*

Наконец, когда достигается полнота ощущений в деятельности, все три уровня практики сливаются воедино в полноте осознания — от внутренней сути до поверхности кожи и от поверхности кожи до внутренней сути. В этом заключается *духовная практика* в йоге. Когда все уровни действия сливаются воедино, возникает связь физического тела с внутренней сутью, поза становится созерцательной и достигается высшее состояние медитации непосредственно в *асане*. В итоге, «Йога-сутры» представлены Айенгаром как полная методика успокоения ума, следуя которой любой человек может развиваться и достичь состояния внутренней тишины, единства в себе самом. Вместо направленности на внешний мир мозг обращается вовнутрь и начинает поиск своего источника, теряя осознание себя. Практика йоги должна продолжаться от колебаний к успокоению, от спокойствия к безмолвию и от безмолвия к прозрению души.

Глава 4.
Вини-йога

Линия преемственности

Дешикачар — сын Кришнамачарьи

Т. К. В. Дешикачар родился в 1939 г. в Майсуре (штат Карнатака); он был четвертым ребенком Шри Тирумалаи Кришнамачарьи и его жены, Шримати Намагириаммалы. Поскольку он был сыном прославленного *пандита*, еще в детстве перед ним раскрылось все богатство и глубина индийской культуры. Но хотя его и нарекли именем великого знатока *веданты* Дешики, в молодости Дешикачар стремился преуспеть в современном образовании. Поэтому он получил степень бакалавра в области гражданского строительства, и начало его взрослой жизни было отмечено успешной карьерой в качестве инженера. И все же влияние отца оставалось сильным и привело к изменению направления всей его жизни.

В 1961 г. Дешикачар посетил дом родителей в Мадрасе проездом в северную Индию. Однажды рано утром его разбудил переполох, устроенный иностранкой, которая настойчиво стучала в двери, желая видеть «профессора». Прежде чем стало ясно, что случилось, Дешикачар с удивлением наблюдал, как западная женщина бежит по дорожке и обнимает Шри Кришнамачарью, вышедшего со своей половины, с возгласами: «Я спала! Я спала!» Несмотря на светское образование, молодой Дешикачар был шокирован поведением иностранки, обнимающей строгого и внушающего почтение южно-индийского *брахмана*. Однако сам факт существенного облегчения хронической бессонницы позволил Дешикачару оценить целительную мощь йоги и выдающееся мастерство Шри Кришнамачарьи в искусстве ее применения. Он решил выяснить больше и вскоре оставил технические занятия ради углубленного обучения у собственного отца. Дешикачар продолжал изучать йогу почти три десятилетия и создал институт, который назвал его именем.

Долгое время преподавая в Индии и выступая на международных семинарах и конференциях за рубежом, Дешикачар получил признание как мастер йоги, представляющий наследие Шри Кришнамачарьи. В настоящее время он живет в Ченнаи (Мадрас) с женой Менакой, которая также преподает йогу и ведическое пение, двумя сыновьями, дочерью и внуком. Дешикачар пишет книги и часто публикует статьи об оздоровительных аспектах занятий йогой, психологии и духовности, в индийских газетах и журналах, на английском и тамильском языках. По его признанию, вся его жизнь подчинена духовной практике:

«Соответствующее применение йоги — выполнение асан и пранаям, расслабление, размышление, образ жизни в целом, включая как питание, так и любые занятия — все это для меня представлено одним словом вини-йога».

Кастуб — сын Дешикачара

Кастуб, один из сыновей Дешикачара, преподает йогу в Ченнаи и во всем мире, выступает заместителем директора Кришнамачарья Йога Мандира и возглавляет Отдел публикаций. Кастуб начал заниматься йогой очень рано. В возрасте всего тринадцати лет он уже обучал йоге детей и сегодня признан специалистом по детской йоге. После завершения образования и получения степени магистра менеджмента, Кастуб решил полностью посвятить себя преподаванию йоги. Он получил диплом по йоге в Кришнамачарья Йога Мандире и стал его ведущим преподавателем и главным администратором. В последние годы Кастуб путешествует по миру и преподает различные аспекты йоги на семинарах, симпозиумах, конференциях и в университетах. Кроме двух книг — «Вини-йога в йоге: методы оздоровления» и «Ведическое пение», — написанных им в соавторстве с отцом, в 2001 г. вышла его собственная книга «Йога для молодежи».

Всемирное движение «Йога йоги»

В распространении данного стиля интересен опыт, который можно назвать «свободной» преемственностью, подобной излучению традиции в пространстве, не ведущему к ее рассеиванию. Дешикачар и Кастуб вместе передают учение

Кришнамачарьи не конкретным ученикам, а делают его открытым для овладения всеми людьми так, как те сами посчитают нужным. Внешняя форма, которую они избрали, получила философское название «Йога йоги». Это вполне отчетливо оформленное «путешествие» по миру с целью исследовать и испытывать методы обучения вини-йоге. Первоначально задуманное как ряд семинаров, это движение началось в июле 2001 г., когда Дешикачар и Кастуб провели семинары во Франции и Германии. В своих выступлениях они подчеркивали, что нужно стремиться понимать дух каждого действия, предложенного в йоге, а не сосредоточиваться только на методах. Мастерство в йоге не должно измеряться умением применять методы, например, выполненять *асаны* и *пранаямы*. Важно, как йога влияет на повседневную жизнь, улучшает отношения человека с внешним миром и оттачивает остроту мышления.

В последние годы Кастуб стремится донести это сообщение йоги до людей во всем мире не только через семинары, но и другие средства массовой информации, включая Интернет. Специально для этой цели был спроектирован веб-сайт, отражающий сведения и обеспечивающий информационные услуги, которые помогают поддерживать дух йоги в современном мире. Например, на его веб-страницах представлена трактовка «Йога-сутр» Патанджали как «исцеления от глубокого сна невежества». Это один из опытов йоги *on-line*, встречающихся уже на многих сайтах, созданных в Шотландии, Арканзасе и других странах учителями вини-йоги, получившими дипломы инструкторов непосредственно в Кришнамачарья Йога Мандире либо в его филиалах. Это расширенный поиск, при котором воздается должное бесценному наследию древних мастеров, но одновременно создаются предпосылки для его развития в современном контексте, чтобы действенные методы йоги не стали механическими.

Социальная организация

Кришнамачарья Йога Мандир

Главная «статическая» организация вини-йоги, Кришнамачарья Йога Мандир был основан Дешикачаром в 1976 г. в Мадрасе (Ченнаи) с целью сделать доступным наследие йоги, а позднее и ведического пения в традиции Шри Кришнамачарьи. Здесь оказывается помощь людям, прибывающим со всей Индии и из других стран путем тщательной диагностики и индивидуального лечения, а также предоставляется возможность пройти курс обучения и получать консультации в рамках специальных проектов, включая, например, программы обучения преподавателей, работающих с детьми с различными отклонениями в развитии. Кроме того, существует специальный двухгодичный курс для преподавателей с выдачей диплома инструктора йоги при успешном окончании.

В небольшом здании в бедном пригороде на окраине Мадраса изучающие получают индивидуальные консультации и уроки по *асанам*, *пранаяме*, пению ведических гимнов, йога-терапии, медитации и философии йоги. Преподаватели также проводят занятия в отдаленных деревнях, изучают влияние йоги на разнообразные заболевания. В центре стремятся к тому, чтобы йога была доступна всем и каждому, а не оставалась привилегией избранных. Основная деятельность центра — распространение йоги среди местных жителей, а не обучение иностранцев, поэтому поток искателей с Запада, заинтересованных в йоге Шри Кришнамачарьи, застал центр врасплох: они не принимают посетителей, которые не предупредили о своем появлении — напротив, приветствуется, чтобы человек занимался йогой с учителем из собственной страны.

Сущность подхода Шри Кришнамачарьи — понятие вини-йоги, заключающее в себе представление, что йога должна преподаваться соответственно возрасту ученика, культурному уровню, образу жизни, физическому состоянию, умственным способностям и прочим факторам. В соответствии с принципами вини-йоги в Кришнамачрья Йога Мандире нет групповых классов по изучению йоги, а все преподаватели общаются с посетителями лично. Во время первой встречи преподаватель внимательно изучает прибывшего и предлагает ему упражнения, ориентированные на работу не столько с симптомами, сколько с выявленной или предполагаемой причиной заболевания. Через несколько дней занятий йогой практикующий приходит снова, и ему «прописываются» новые *асаны*, диета и др.

Одна из специализаций Мандира — ведическое пение, которое рассматривается и как духовная практика, и как форма терапии. Согласно Шри Кришнамачарье, пение выражает связь ума и тела, а вибрации голоса одновременно и показывают состояние разума, и влияют на него. Пение используется в сочетании с *асанами*, причем влияние *мантры* на организм зависит от таких мелких деталей, как высота тона, фонетика и поза, в которой поются *мантры*. Вследствие огромного интереса к *ведам* в 1999 г. образовался отдельный центр *«Ведавани»*, где ведическим *мантрам* обучают индивидуально и в небольших группах.

Поскольку здесь преподаются такие сложные дисциплины, рекомендуется заниматься с учителем вини-йоги по меньшей мере год, прежде чем ехать в Мандир. Центр не предоставляет ни жилья, ни питания, а поблизости нет ни отелей, ни ресторанов. Одни западные ученики останавливаются в отеле в десяти минутах езды на авторикше, другие снимают жилье по соседству. Расписание занятий вырабатывается индивидуально. Каждую неделю Дешикачар проводит открытое занятие по «Йога-сутрам» Патанджали. Плата также устанавливается в каждом отдельном случае, но обычно она не слишком высока. Расположен Мандир на южной окраине Ченнаи, в районе Рамакришнанагар.

Центр изучения йоги в Англии

Вини-йога не настолько популярна на Западе, как другие две школы в традиции Шри Кришнамачарьи. В пределах Великобритании и Ирландии обучение вини-йоге представлено Центром изучения йоги, где западные учителя поддерживают студентов, которые взяли на себя обязательство закончить по крайней мере шестилетний курс и практикуют четыре года, чтобы полностью освоить данный стиль и стать квалифицированными специалистами в избранном направления. Система обучения в Центре изучения йоги выработалась на основе подхода Дешикачара и его учителя Шри Кришнамачарьи в течение почти трех десятилетий преподавания. Центр был первоначально основан в 1981 г. Паулем Харви, учеником Дешикачара с 1976 г., чтобы развивать исследование йогических методов и методы преподавания. Цель центра — обучение вини-йоге на Западе при сохранении подлинного духа данного стиля.

Здесь йога предлагается как инструмент, помогающий поддерживать физическое здоровье, психологическую устойчивость и духовную целенаправленность в повседневной жизни, включая работу и самые разнообразные отношения в современном обществе. Это означает применение йоги в соответствии с текущей ситуацией, следуя завету Шри Кришнамачарьи: «когда мы внимательны к своим действиям, мы больше не заключены в тюрьму привычек». При обучении соответствующим методам йоги учитываются различия в возрасте, поле, умственном и физическом здоровье, культурном уровне, религиозных убеждениях, роде занятий и интересах. Все практикующие, желающие получить диплом, должны добросовестно выполнять ежегодные программы обучения. Квалифицированным выпускникам предлагают вести занятия в небольших группах, проводить семинары и давать индивидуальные уроки.

В центре стремятся сохранить самый дух и ключевые аспекты вини-йоги. Адаптация всех аспектов йоги к потребностям и возможностям человека включает движение, дыхание и внимание для улучшения здоровья и понимания самой практики. Переход от обучения комплексам, приспособленным к человеческим ограничениям, и далее — к построению последовательностей развивает скрытые способности. Точное использование дыхания как мощного инструмента влияния на человека в целом включает в действие и разум, и физическое тело. Важны также правильные отношения между преподавателем и студентом в процессе обучения, их согласие в понимании сути практики. В условиях современной жизни вини-йогу предполагается использовать различными способами: оценивание взаимосвязи между телом, дыханием и эмоциями; развитие внимания, которое способствует самоанализу и изменению привычек; терапевтическое воздействие с целью улучшения здоровья.

В качестве терапии вини-йога способствует восстановлению или поддержанию хорошего самочувствия, что позволяет осуществлять необходимые перемены в образе жизни. Практика позволяет справиться с чрезмерным напряжением или беспокойством, уменьшить зависимость от табака, алкоголя, наркотиков и переедания, подготовиться к родам и кормлению, восстановить менструации или с легкостью перенести менопаузу, решить другие женские проблемы, облегчить хронические болезни типа артрита, астмы, гипертонии, бессонницы. Когда же восстановление здоровья не главное, вини-йога позволяет перейти на более высокий уровень. В таком случае человек способен накопить энергию и повысить работоспособность, улучшить ясность мышления и быстроту реакции, поддерживать спортивную форму или привлекательную внешность, работать с большим диапазоном движений тела и выходить за его пределы, выработать собственные способы положительно влиять на свой организм.

Американский институт вини-йоги

Основатель Американского института вини-йоги Гарри Кравцов начал заниматься под руководством Дешикачара еще в 1974 г. Десять лет спустя он собрался открыть школу терапевтической йоги в Мауи на Гавайях, но с благословения Дешикачара сразу назвал ее институтом вини-йоги, чтобы заранее отразить предстоящее расширение функций. Деятельность института посвящена созданию полного спектра возможностей для обучения, полезного и приемлемого для современной жизни на Западе путем соответствующей практики, обучения, терапии и смены стиля жизни. Семинары по углубленному изучению вини-йоги проводятся в Сиэтле, Чикаго, Торонто и других городах. На семинары допускаются практикующие всех уровней, вдохновленные идеями вини-йоги и стремящиеся установить глубокую связь с учителем. Практика дает каждому набор инструментов, способствующих саморазвитию и обмену опытом. Семинары полезны как новичкам, так и опытным преподавателям йоги и профессиональным медикам, занимающимся йога-терапией, а также каждому, кто просто заинтересовался йогой. Начинать углубленное изучение вини-йоги можно на любом из семинаров, которые не образуют цикл, а проходят вполне самодостаточно.

В понимании Гарри Кравцова, вини-йога — не столько название направления йоги, сколько методология для развития личной практики, в которой используются *асаны, пранаямы*, медитации и ритуалы, отвечающие целям поддержания здоровья и улучшения социальной адаптации, а также вдохновляющие на более глубокие поиски самореализации. Данный подход восходит к предку Шри Кришнамачарьи — южно-индийскому мудрецу Натхамуни, который учил, что человек использует различные методы для своего развития, а в этом процессе должна изменяться и сама цель практики. В детстве практика призвана поддерживать сбалансированный рост и развитие тела и мировоззрения; взрослым она должна возвращать здоровье и работоспособность; престарелым йога позволяет поддерживать силы и вдохновляет на глубокие поиски самореализации. Цель работы Института вини-йоги состоит в том, чтобы уменьшить конфликтность в ежедневной жизни, выявить творческий потенциал и направить его в нужное русло различными способами, которые включают широкий спектр методов работы с телом, дыханием, речью и убеждениями.

Истолкование йоги как таковой

Как известно, существует комментарий Дешикачара к «Йога-сутрам» Патанджали, к тому же выполненный им в строгом соответствии с позицией его отца Шри Кришнамачарьи. Но данный текст немного дает для вскрытия философских оснований стиля вини-йоги, ибо он выполнен более на метафорическом уровне, чем на понятийном. Конкретные определения, содержащие ясные и отчетливые формулировки отношения к *сутрам*, следует искать скорее в книге Дешикачара и его выступлениях. Гораздо более важным оказывается принципиально экспериментальный характер данного стиля и поиски обоснования для осознанной нетрадиционности. В связи с этим в традиции преимущественную роль начинает играть ориентация не столько на прошлое, сколько на будущее. В данном контексте «Йога-сутры» воспринимаются как пророческий трактат, направляющий дальнейшее развитие йоги. Вот почему мы лишь вкратце остановимся на непосредственном истолковании *сутр*, а затем сразу перейдем к основаниям, на которых базируются перспективы вини-йоги и принципы новаторства.

Комментарии к «Йога-сутрам»

В книге Дешикачара «Сердце йоги» косвенное истолкование «Йога-сутр» Патанджали начинается с перестановок в описании ступеней раджа-йоги. Мы отмечали ранее, что Шри Кришнамачарья считал первые две ступени (*яма* и *нияма*) почти утратившими актуальность, а последние четыре (*пратьяхара, дхарана, дхьяна, самадхи*) вводил в практику *асан* и *пранаям*, равно как и в каждое действие, осуществляемое с помощью тела во внешнем мире с целью изменить качество повседневной жизни. Следуя авторитету отца, Дешикачар в своей книге самым непосредственным образом относит к первой части «Практика йоги» лишь *асаны* и *пранаямы*. Во второй части «Понимание йоги» появляется описание *ямы* (отношений с другими) и *ниямы* (отношений с собой) как принципов «жизни в мире» и высших четырех ступеней в подтверждение тезиса «мир существует для нашего освобождения». Однако данное нарушение последовательности раджа-йоги Патанджали можно отнести к вполне традиционному для хатха-йоги Сватмарамы, ибо последний считал следование любым принципам неосуществимым без должной подготовки тела, хотя и рекомендовал для этого дополнительные техники очищения, оставляя работу по преобразованию тела на прежнем месте. Точка зрения, согласно которой практика в наиболее техничной форме сама по себе меняет жизнь, делая человека «принципиальным», получила широкое распространение среди последователей многих направлений хатха-йоги.

Но эта радикальная перестановка в описании, к каким бы серьезным последствиям смещения приоритетов она не вела, далеко не единственная. В подходе к практике допустимы также и локальные подвижки прямо при прохождении этапов пути. Дешикачар утверждает, что отправная точка вообще зависит от личных склонностей: «интерес» к одному из методов постепенно переходит в «интерес» к другому. Так, можно начать практику с изучения «Йога-сутр» или медитации, можно начать с *асан* и прийти к пониманию йоги через телесный опыт, а можно начать и с *пранаямы* — ощущения дыхания как проявления внутренней жизни. В вини-йоге вообще нет строгих предписаний, с чего и как следует приступать к занятиям. Последовательность аштанга-йоги оказывается совершенно разорванной на отдельные фазы, которые допустимо комбинировать как угодно. Однако следует отдать должное и своеобразной интегральности данного подхода. В конце концов, Дешикачар признает:

«С чего бы мы ни начинали изучение йоги — с асан, пранаямы, медитации, — суть процесса обучения одна и та же. Чем больше мы прогрессируем, тем больше осознаем целостную природу нашего бытия, понимая, что состоим из тела, дыхания и ума... Мы можем начать заниматься йогой с любой отправной точки, но если мы хотим достичь гармонии, нужно постепенно, шаг за шагом, объединять все аспекты своей личности».

В отличие от основателей аштанга-виньяса-йоги и айенгар-йоги, Дешикачар, начиная с *асан*, не настаивает на их приоритетности. В одном из выступлений он отмечал, что в «Йога-сутрах» Патанджали предлагает разные методы, но начинает не с *асан* и *пранаям*, а *с Ишвара-пранидханы*, хотя в «Самадхи-паде» уточняется, что это последняя из пяти *ниям*. Сознание осуществляет множество различных видов действий, хороших и плохих, но их можно изменить посредством практики. Патанджали определяет практику просто как устойчивое усилие к успокоению мыслей, однако в йоге никакие механические действия не дадут результатов. Первый совет Патанджали, как собрать рассредоточенное внимание — заниматься повторением *мантры*. Звуки мантры запредельны *асанам*, и только те, кто испытали их воздействие, могут оценить эффект. Патанджали не настаивает на этом, следуя верной стратегии ненасилия, поскольку настойчивость вызывает сопротивление. Тем не менее, очевидно, что всегда есть связь между звуком и фактом. Звук создает действительность: если человек любит Бога и пытается выразить свои чувства, в его сознании устанавливается тишина, и он входит в контакт с объектом.

Следует отметить и некоторые моменты самопротиворечивости в данном направлении, хотя не согласующиеся стороны представлены разными субъектами при различной степени удаленности друг от друга на гипотетической линии преемственности. Один из самых основных состоит в том, что Шри Кришнамачарья целенаправленно вводил в практику *асан* не только *пранаяму*, но и все последующие этапы работы с сознанием. При этом он просто переворачивал распространенное мнение, что *асаны* в раджа-йоге предназначены исключительно для медитации. Дешикачар же однозначно утверждает, причем ссылаясь на «Вьяса-бхашью» — классический комментарий к «Йога-сутрам» Патанджали, что многие *асаны* принципиально не медитативны. Большинство описанных *асан* представляются ему настолько сложными, что при всем желании в них невозможно достичь состояния *дхьяны*. По мнению Дешикачара, их ценность заключается в том, что они учат прямо сидеть, подолгу стоять и легко справляться с задачами, которые ставит перед человеком повседневная жизнь.

Другое решительное заявление касается обращения причинно-следственной связи между состояниями *пратьяхары* и *дхараны*. Дешикачар настаивает, что *пратьяхара* происходит автоматически в состоянии *дхараны*, которое в раджа-йоге, наоборот, должно наступать после успешного завершения усилий по достижению *пратьяхары*. Слово *пратьяхара* часто используют просто для описания того, что происходит с восприятием в *дхаране*. Человек не может думать о тысяче разных вещей и при этом говорить, что приближается к *пратьяхаре*. Получается, что такое промежуточное состояние, как *пратьяхара*, есть результат *дхараны*, *дхьяны* или *самадхи*. Дешикачар считает, что в «Йога-сутрах» *пратьяхара* упоминается раньше, чем эти состояния вовсе не потому, что она им предшествует. Предположительно, это происходит скорее из-за того, что она связана с ощущениями, а не с мышлением, и в большей степени, чем *дхарана*, относится к внешнему миру. Невозможно принять решение полчаса выполнять *асаны*, затем двадцать минут делать *пратьяхару*, после чего в течение часа заниматься *дхараной*. Точнее, его невозможно выполнить.

Наконец, остается вопрос о конечной цели йоги: есть ли это «постоянное *самадхи*», в котором согласно предварительному определению отсутствует деление на субъект и объект, а значит мыслительный процесс и всякое беспокойство вообще. Согласно Дешикачару, конечная цель йоги — это просто постоянное внимательное наблюдение, позволяющее никогда не делать ничего такого, о чем мы потом могли бы пожалеть.

Перспективы йоги в XXI веке

Даже такой древний текст, как «Йога-сутры» Патанджали, до сих пор остается, по сути, пророческим. Хотя раньше люди больше полагались на веру, а теперь стремятся нести ответственность за все, что случается с ними, *сутры* продолжают отвечать на многие вопросы или давать необходимый инструментарий для их решения. Традиционное знание с течением времени лишь обретает силу оказывать все более широкое воздействие. В 1999 г. Дешикачар присутствовал на симпозиуме «Йога и XXI столетие» в Нарбонне (Франция). Целью симпозиума было рассмотрение роли йоги в наступающем веке в трех областях: здоровья, психологии и духовности. Прежде всего, встал вопрос об уместности на Западе традиционного обучения, идущего от Шри Кришнамачарьи. Дешикачар отметил, что в Мандир прибывает все больше людей со всего мира, поэтому достаточно очевидна актуальность дальнейшей передачи знаний и практических навыков. Таким образом, в выступлении прозвучал ответ, как именно школа вини-йоги способна решать задачи, поставленные человечеством перед йогой в целом.

Здоровье. В древние времена йога рассматривалась как терапия, но может ли она сохранить это значение в XXI столетии? Дешикачар не готов определить, что в действительности означает слово «терапия», однако йога несомненно располагает готовыми ответами для различных ситуаций. Основная идея состоит в том, что, если система «человек» лучше организована, то у него будет меньше проблем, и даже если они возникнут, он будет знать, как найти решения. На Западе многие недуги теперь часто рассматриваются как имеющие психологическое происхождение. В древних текстах также утверждается, что болезнь и сознание находятся во взаимосвязи: если человек болен, осознание нарушено, а если ум взволнован, человек заболевает. Здесь нет расхождения между западным и йогическим подходом. Такая же картина складывается и в отношении средств исцеления: методы психотерапии и йоги дополняют друг друга, что используется как врачами, так и инструкторами. Нет никаких методов йоги, которых нужно избегать при психотерапии.

Психология. Когда к Дешикачару приходит пациент, он смотрит на человека в целом. Это может быть кто угодно и с любыми вопросами, но в любом случае Дешикачар не собирается говорить: «Вам нельзя того-то и того-то...» Вопрос только в том, как устанавливать правильные отношения, тогда появится возможность найти подходящее решение. Но должен ли учитель йоги на Западе непременно быть знаком с основами психотерапии, чтобы соответствовать все возрастающим требованиям к уровню психологической помощи? Дешикачар считает неверным представление, что термин «западный учитель» предлагает некий стандарт, требующий от каждого человека проходить тот же самый путь обучения. В действительности, это не так. Одни учителя дают только инструкции о методах работы с телом, подобно объяснению, как пользоваться компьютером. В такой ситуации степень понимания психологических вопросов совсем незначительна. Другие учителя лично заинтересованы в развитии учеников и стараются получить всесторонние знания в различных областях, включая психологию.

Духовность. Люди составляют часть общества и связаны с определенной культурой, они стремятся достичь совершенства во всех жизненных ситуациях, но поиск счастья во внешних обстоятельствах ведет к разочарованию. Приступив к занятиям вини-йогой, человек выявляет функции сознания и одновременно обнаруживает множество балласта, который он пробует удалить. Постепенно сознание становится подобным зеркалу, которое сообщает о наличии чего-то за пределами сознания, что остается невыразимым. Роль вини-йоги в духовности состоит в том, чтобы дать человеку понимание этого чувства. Когда он начинает всматриваться в прошлое и обнаруживать аспекты, которые ранее игнорировал, некоторые из них оказываются элементами религии. Одно открытие ведет естественно к другому, в результате серьезно практикующий йогу непременно находит свои корни, и они часто связываются с религией. Некоторые религиозные группы считают йогу несовместимой с верой, но это просто следствие дезинформации. Точно так же много лет назад йогу считали на Западе антиобщественной, но сегодня эти опасения развеялись: все йоги живут нормальной жизнью и выполняют свои обязанности в обществе. Однако в отдельных религиозных кругах сохраняются беспокойство и фанатизм.

В индийской традиции важным фактором в изменении ученика всегда становятся отношения с учителем. При переносе на западную почву в течение следующего столетия, по мнению Дешикачара, данное требование не только представляется выполнимым, но и обещает стать доминирующим. Постепенно человек утрачивает самый принцип отношения, ибо у него не остается ни близких, ни религии, ни принципов. Человек становится одиноким в поисках свободы, и все же он не способен жить один. В результате вступление в те или иные отношения становится даже более важным, нежели в прошлые века. Без сомнения, «спрос на отношения» будет лишь возрастать. Это означает, что учитель должен быть очень осторожен, ибо ученики нередко будут склонны видеть в нем «заместителя» мужа, отца или *гуру*. Сегодня технология создала стену между людьми, но она не может разделить их совсем, поэтому они будут искать способы построения отношения в будущем. Однако даже само слово «йога» означает «иметь отношение». Итак, йога будущего — это правильно построенные отношения.

Эксперимент «в чистом виде»

Прежде чем приступать к изложению технических особенностей построения практики, касающихся непосредственно специфики выполнения *асан*, *пранаям* и т. п., следует отметить, что экспериментальный характер данного направления в йоге, который служит поводом для внешней критики, вполне осознан его создателями и представляется ими как несомненное достоинство современного подхода к традиционной йоге. Это некий непрерывный отчет об эксперименте, основанном на идее вечного учения. «И мы все еще продолжаем учиться, идя к постижению через йогу», — заявляет Дешикачар. Здесь нет учителя, который достиг цели, знает путь и может его показать. Есть лишь инструктор, который утверждает, что ему давно известно о существовании цели, путь к которой теоретически можно сконструировать в процессе практического подбора комбинаций из различных способов движения. Учитель в данном случае — это человек, который обрел устойчивость в состоянии непрерывной трансформации по крайней мере настолько, что способен осознавать, какие действия переводят лично его от одного состояния к другому. В принципе, он может научить быть внимательным к последствиям собственных поступков, решение о которых принимается в рамках применения абстрактных принципов к конкретным ситуациям. Представление об идеальном состоянии оттачивается при постоянном выборе лучшего из «затеплившихся» нескольких состояний, к каждому из которых можно перейти при продолжении одной конкретной линии поведения.

Так, «Вини-йога: самоучитель динамической йоги» Т. В. Анантанараянана принципиально отличается по подходу и главной ориентации от множества изданных за последние годы руководств по йоге. Прежде всего, как отмечает редактор А. Лаппа, она учит *самостоятельно мыслить* в ходе практики йоги, *быть сознательным в выборе упражнений* и построении тренировочных последовательностей, синхронизировать каждое движение с фазами дыхания. Не многие иные книги строятся на методике, ведущей практикующих йогу к самостоятельности и *духовному освобождению* (*мокше*). Парадигма освобождения изначально задана не как всеобщность, а как единичность, и *мокша* оказывается синонимом личной уникальности, что действительно необходимо признать состоянием бесконечного эксперимента, вовсе не предполагающего завершенности (совершенства). В данном контексте возникает оригинальная трактовка понятия *Ишвара-пранидхана* как «системы нашего отношения к действиям, которые мы призваны совершить в жизни, и результатам, к которым эти действия приводят». *Ишвара* здесь не Личность, а просто личность. Это вовсе не та Личность, которая существует как таковая в качестве всеобщей. С ней невозможно постепенно совпасть в своих действиях путем расширения собственного изначально частичного сознания. Это всего лишь та личность, которая обладает рабочей идеей расширения. *Ишвара* — не цель, наделенная субъективностью, а универсальное средство присвоения объективности.

Наиболее перспективным предложением учителей вини-йоги по углублению в «бесконечное возвращение» к самому себе представляется способ комментировать *асаны* притчами. При этом практика превращается в нечто вроде кинестетического коана. Анантанараянан предупреждает, что на первых порах ученик будет испытывать трудности, отыскивая связь между

комментариями и описаниями *асан*, но при некоторой настойчивости это связь будет становиться с каждым разом все яснее. Когда какая-то *асана* осваивается вместе с сопутствующей легендой, происходит своеобразное очищение тела и сознания занимающегося и освобождение от помех. Эта попытка расширения горизонта внутреннего и внешнего восприятия закладывает разумную основу для физических элементов йоги. Это и есть заявленный основателями вини-йоги «эксперимент в чистом виде». К вопросам, которые ставятся в практике, нужно относиться так же, как обычно относятся к притчам дзэн-буддизма, памятуя о том, что ни ответ, ни разумное или логическое понимание не имеют никакого значения. Мудрые философские притчи тонко намекают на необходимые для практики качества и способствуют осознанию принципов и методов, культивируемых в школе вини-йоги.

Особенности построения практики

Подход Дешикачара к практике сам по себе продуцирует разночтения в его применении. Хотя современный способ преподавания йоги оставляет впечатление, что существует единый путь решения проблем разных людей, он утверждает, что йога влияет в первую очередь на разум, а разум у каждого свой, поэтому практика должна быть приспособлена к практикующему. Для того чтобы разобраться в специфике данного подхода, русскоязычному читателю доступны всего две книги: «Сердце йоги» Т. К. В. Дешикачара и «Вини-йога» Т. В. Анантанараянана. Среди инструкторов по йоге в России и СНГ затруднительно назвать хотя бы одного, кто самоопределялся бы в рамках исключительно данного направления. Например, Андрей Лаппа, президент Киевской Федерации Йоги, прошел полный курс вини-йоги непосредственно у Дешикачара, но интегрировал эти знания в собственный стиль универсальной йоги. И наоборот, Виктор Бойко, руководитель Московского Центра «Классическая йога», последовательно критикует принципы вини-йоги как «новшества». В силу недостатка сведений мы не обладаем достаточной базой для сравнительных исследований, поэтому ограничимся осведомлением.

Проблемы «приобщения» к йоге

Поставив перед собой цель — приспособить йогу к индивидууму, можно приближаться к ней двумя путями: *хронологическим* и *психологическим*. Оба подхода к вини-йоге хорошо обозначил Пауль Харвей, ученик Дешикачара, на интервью во время семинара в Зинале.

Хронологически отправная точка — возраст, когда человек начинает заниматься йогой. Если не брать в расчет завершающий период *санньясы*, то в мирской жизни есть три стадии, или три *крамы*. Примерно до двадцати четырех лет продолжается стадия роста и расширения, позволяющая развивать тело и интенсивно практиковать *асаны*, добиваясь значительного прогресса, как это было с Айенгаром и Паттабхи Джойсом. Когда же человек обзаводится семейством, ему приходится работать и заботиться о близких. У него не хватает времени на саморазвитие, но крайне важно поддерживать энергию на должном уровне. Потребность в занятиях йогой в этот период скорее психологическая, чем физиологическая, поэтому на первый план выступает практика *пранаямы*. Затем наступает период зрелости, и приоритеты снова меняются: не внешняя, а внутренняя сторона жизни представляет интерес; главный вопрос в том, как поддержать духовный уровень. *Асаны* и *пранаямы* по-прежнему выполняются, но центральное место в практике занимает *дхьяна* (размышление) и целенаправленная подготовка к смерти как освобождению.

Применять хронологическую модель, тысячелетиями существовавшую в Индии, на Западе практически невозможно, ведь большинство людей приступают к занятиям йогой уже в зрелом возрасте. В действительности, западные ученики йоги имеют две проблемы: возраст и мотивация. Поэтому они обращаются к йоге не для развития, а для восстановления. Их тела скованы напряжением и болью, они вынуждены преодолевать психологические трудности, к тому же им приходится продолжать работать. Таким образом, люди стремятся к самовосстановлению, но используют методы, которые подходят лишь для тех, кто здоров, располагает временем и имеет значительные запасы энергии. Тогда здесь срабатывает другая модель, используемая в *вини-йоге*, согласно которой йога должна преподаваться исходя из задач самого человека. Эта модель имеет три варианта: развитие — для подготовленных, поддержание — для ослабленных, расслабление — для переутомленных. Важно сразу понять, над чем предстоит работать.

Даже в упрощенном варианте йога-терапии здоровье означает не только отсутствие болезней, к тому же есть много болезней, для которых медицина не располагает ни средствами исцеления, ни знаниями об источнике их происхождения. В йоге присутствует фундаментальная идея, что любые нарушения в жизни человека, включая болезнь, можно исправить путем воздействия на его сознание. Наиболее привлекателен в йоге именно способ усиления сознания. Йога не дает никаких лекарств, но меняет качество жизни и отношение к миру, воспитывает личную дисциплину. Наиболее важный вклад йоги в области здравоохранения — уверенность в выздоровлении и сила, позволяющая справиться с болезнями. Это происходит со многими людьми, прибывающими в Кришнамачарья Йога Мандир. Когда они сталкиваются с болезнью, то чувствуют непреодолимость этого препятствия. Однако спустя некоторое время они обретают мужество предпринимать конкретные шаги по личному совершенствованию. Йога не может предотвратить болезни, но она дает доступ к ресурсам сознания. Никакая внешняя сила не поможет справиться с возрастающим в современной жизни уровнем напряжения — человек должен сам заботиться о своем внутреннем состоянии.

Значимые технические инновации

Практика в данной школе не является самодостаточной, равно как и не становится ядром, относительно которого выстраиваются все остальные параметры существования. Она обусловлена «неизбежными» предшествующими действиями и ориентирована на выполнение тех или иных «необходимых» последующих действий. Особенно это касается подбора и порядка выполнения *асан*. Здесь существует предназначение каждого отдельного комплекса, хотя и в целом. Дешикачар подчеркивает, что построение занятия должно основываться на текущих потребностях, долгосрочных целях и на том, чем человек собирается заниматься после выполнения упражнений. Комплекс *асан*, предназначенный для подготовки тела к игре в теннис, будет отличаться от цикла, необходимого человеку, которому требуется сохранять внимание в напряженной обстановке, или от практики, рассчитанной на то, чтобы помочь людям с хронической бессонницей хорошо расслабиться, прежде чем лечь в постель. Так, Анантанараянан приводит специальные комплексы для спортсменов, желающих достичь более высоких результатов, танцоров, стремящихся выработать чувство равновесия, музыкантов, которым приходится подолгу сидеть с прямой спиной и т. п. Влияют на построение практики не только долгосрочные проекты, но и текущие, ибо ситуация постоянно меняется. Дешикачар приводит следующий простой пример: если вчера человек повредил колено, и сегодня утром не может сидеть со скрещенными ногами, тогда ему следует делать упражнения, помогающие расслабить колено. Очень важно наблюдать за своим состоянием и в ходе занятия.

При столь неоднозначном подходе становятся особенно важными принципы комбинации *асан*. Прежде чем приступать к выполнению любой *асаны*, следует удостовериться, что тело к ней готово, либо подготовить его легкими разогревающими упражнениями. Начиная с простых поз, ограничивающихся естественными наклонами вперед или удобными подъемами рук и ног, нужно постепенно продвигаться к более сложным. Вообще, существует два способа выполнения *асан*. Первый — *динамический*, когда практикующий несколько раз входит в позу и выходит из нее в ритме дыхания. Второй — *статический*, когда вход в позу и выход из нее осуществляется так же, как в динамическом цикле, но необходимо удерживать саму позу на протяжении нескольких дыхательных циклов, концентрируя внимание на дыхании и теле. Преимущества динамической практики состоят в том, что она позволяет телу постепенно привыкнуть к позиции и подходит для разучивания позы, дает больше возможностей довести энергию до определенных частей тела и усилить эффект занятий, придает вниманию особую направленность на исследование возможностей *асаны*, а не просто фиксации формы тела. Компенсирующие *асаны* подбираются по принципу уравновешивания эффектов. Прежде чем приступать к выполнению *асаны*, следует подобрать и освоить компенсирующую *асану*, которая должна быть к тому же проще основной. В качестве универсальной «компенсации» для перехода от одной *асаны* к другой используется отдых.

Схема «общего» комплекса асан, где учитываются лишь положение тела относительно земли и основные движения позвоночника, такова: *асаны* в положении стоя для разогрева; в положении лежа на спине; перевернутые позы; в положении лежа на животе; в положении сидя или стоя на коленях; отдых на спине; дыхательные упражнения в положении сидя. Выбор способа варьирования практики *асан,* расширяющего физические возможности и способствующего концентрации внимания, должен быть осознанным. Существует несколько возможностей перестроить схему «общего» комплекса. Можно изменить саму позу в сторону облегчения, усложнения либо акцентирования. Также можно изменить дыхательную технику, например, с помощью одного из следующих способов: уравнивать длину вдоха и выдоха, двигаться на задержке дыхания, поменять нормальный тип дыхания на противоположный, т. е. вместо естественного вдоха делать принудительный выдох и наоборот. Далее, можно изменить ритм, разбивая *асаны* на шаги (*крамы*) и фиксируя их выполнение. Если изменить разминку, то это тоже скажется на основной практике (ощущениях и эффекте). Наконец, можно изменить местоположение и границы сферы концентрации внимания, смещая ее по телу или включая тело в целом.

Наконец, возникает вопрос, имеются ли в арсенале винийоги средства более действенные, нежели выполнение *асан* и *пранаям.* Дешикачар ответил на него после цикла лекций, прочитанного на Американском Семинаре в Университете Колгейт в 1987 г., посвещенном преимущественно методам хатхайоги. Как считается, в *калиюгу* соблюдать строгую дисциплину, необходимую для серьезной практики *асан* с *бандхами* и *мудрами*, а также длительных задержек дыхания после вдоха и выдоха, почти невозможно. Но для древних йога не была только физической или дыхательной гимнастикой. Йога должна изменять человека в целом, чтобы он мог сосредоточить сознание на чем-то существенном, Боге или другой важной идее, и удерживать внимание в избранном направлении в течение долгого времени. Дешикачар снова подчеркнул, что в «Йога-сутрах» Патанджали ранее *асан* и *пранаям* рекомендуется повторение *мантры*. Но даже мудрец Ману предлагал в качестве практического способа изменения сознания *самкиртан*, или непрестанное повторение имени Бога. Дешикачар вполне допускает, что в будущем станет еще труднее практиковать *асаны* и *пранаямы*, ведь тело современного человека уже иное, нежели в древности, когда были разработаны техники йоги. Всегда лучше иметь выбор, поэтому ведическому пению *мантр* в вини-йоге уделяется особое внимание.

Критика контроля дыхания в асанах

Среди экспериментов на собственном теле, которые проводятся в рамках стиля вини-йоги, разрабатывается немало спорных дыхательных техник. Прежде всего отметим такое нововведение Дешикачара, как обратный порядок полного дыхания. Как известно, полное йоговское дыхание в большинстве описаний предполагает начинать расширение и наполнение объема тела с живота и постепенно доводить его до ключиц, а на выдохе также прогонять волну снизу вверх. Дешикачар предлагает во время вдоха наполнять сначала грудь, потом живот, а во время выдоха в первую очередь освобождать живот, а в последнюю — верхние доли легких. Довольно интересно примечание, что такое понимание управления дыханием, имеющее длительную традицию в йоге и упоминающееся в очень древних текстах, совпадает с результатами новейших исследований в области нейропсихологии и механической основы дыхания. Но даже сам Дешикачар подчеркивает, что это противоположно принципам дыхания, которые преподаются во многих школах йоги.

Большим преимуществом предлагаемой техники Дешикачар считает то, что она помогает растянуть позвоночник и распрямлять спину. Когда человек начинает вдыхать, ребра поднимаются, и позвоночник, к которому они прикреплены, тянется вверх и слегка распрямляется. При другой технике дыхания, когда воздух сначала наполняет живот, а потом грудь, живот расширяется так сильно, что это препятствует расширению грудной клетки и, в результате, позвоночник растягивается недостаточно. Кроме того, расположенные в полости живота органы сдавливаются, тогда как при методе вини-йоги диафрагма получает возможность свободно двигаться благодаря подъему грудной клетки. Поскольку же в вини-йоге важно дыхание, которое помогает движениям тела и не мешает растягиванию позвоночника, лучше всего использовать дыхание грудь–живот. Такой тип дыхания важен по одной простой причине: *пранаяма* совмещается с выполнением *асан*, причем в отличие от стиля аштанга-виньяса-йоги, где на протяжении всей практики используется исключительно *удджджайи-пранаяма*, в вини-йоге техники могут быть самыми разнообразными.

Данный подход неоднократно подвергался жесточайшей критике, причем не только со стороны представителей других йогических традиций, но даже среди последователей Шри Кришнамачарьи. В русскоязычной литературе отголоски этой критики появились в книге московского инструктора В. С. Бойко, который долгое время самостоятельно изучал айенгар-йогу, и его достижения были признаны самим Айенгаром во время визита в Россию. Сразу заметим, что приведенная им критика не свободна от множества неточностей, способных вызвать немедленные возражения. Однако в данном случае ценность представляет акцентирование технических моментов, которое выявляет основания для противопоставления двух школ, основанных Дешикачаром и Айенгаром в рамках одного направления — традиции Шри Кришнамачарьи. Поэтому мы сосредоточимся на проделанном Бойко сравнительном исследовании, не останавливая внимания на выражениях вроде «хатха-йога Патанджали», хотя подвергнуть их критике в контексте данной работы было бы несложно, а также простим автору явную небрежность стиля. С философской точки зрения немаловажно, что Бойко отождествляет позицию Айенгара с изложенной в «Йога-сутрах» Патанджали, отказывая Дешикачару в следовании *сутрам*, хотя мы уже знаем, что он сам опирается именно на них.

Критике в книге Бойко подвергается конкретный отчет о практике, опубликованный в англоязычном журнале «Йога» за 1989 год. Речь идет о статье Р. С. Миллера, посвященной его работе с дыханием в практике *асан* под руководством Дешикачара. Суть подхода в вини-йоге основана на том факте, что движения при входе в *асану* легче выполняются, когда они связаны с вдохом или выдохом. Причем здесь подразумевается именно дыхание в движении, а не при выдержке *асан*. Бойко соглашается, что требования скручивания и сгибаний вперед с выдохом физиологичны, так же как и назад — с вдохом, ибо в этом нет ничего нового. Но далее его настораживают следующие указания Миллера: «Патанджали и Натхамуни советовали, чтобы дыхание было долгим, удобным и утонченным, рекомендовали практику выдоха и слабой задержки после выдоха в качестве средства»; «По мере того как мы начинаем синхронизировать движение с течением дыхания, мы учимся соблюдать обратную связь, которую мы приобретаем из прислушивания к дыханию». Отмечая, что в таком случае внимание занято вовсе не телом, а дыханием, Бойко подчеркивает противоречие *сутрам*, где сказано: «При прекращении усилия или сосредоточении на бесконечном *асана* достигается... При нахождении в ней практикуется *пранаяма*, то есть прекращение движения вдыхаемого и выдыхаемого воздуха». Признавая недостаточную ясность высказывания самого Патанджали о прекращении дыхания в *асане*, Бойко заключает, что именно эта смысловая лакуна открыла дорогу экспериментаторам.

Вызывает недоумение Бойко и утверждение Миллера о том, что дыхание должно сопровождать все движения в *асанах*, ибо какие в *асанах* могут быть движения, когда по определению Патанджали *асана* есть «неподвижная и удобная поза». Бойко не допускает мысли о том, что *асаны* могут быть потоком движения вообще без фиксации, ибо он не в состоянии совместить такой подход с традицией Патанджали, поэтому принимает тот вариант, что в вини-йоге допускается движение в *асанах*. В связи с первым предположением было бы уместно вспомнить сравнение янтра-йоги с аштанга-виньяса-йогой, но сейчас это увело бы нас в сторону. Бойко в большей мере интересует айенгар-стиль, и такой момент он находит у Айенгара, когда тот привязывает к дыханию последовательность движений по входу в сложные позы. В описании техники *випарита-шалабхасаны*, где коэффициент трудности составляет 58 (из 60), он находит рекомендации по вдохам и выдохам только при входе в позу и выходе из нее. Эту сложнейшую *асану* Айенгар предлагает фиксировать несколько секунд, но дыхание во время выдержки остается естественным. Айенгар категорически утверждает: «Не задерживайте дыхание, входя в позу или находясь в ней». Единственное, что он делает подобно последователям вини-йоги, — синхронизирует дыхание с фазами выполнения *асаны*. В основном это касается усложнения формы, связанного с выдохом, и Бойко признает, что вне такого подхода подобные формы принять невозможно.

Особый раздел составляет техника *виньяса-крамы*, где движение связано с дыханием в последовательности различных шагов или стадий, позволяя испытать выносливость в движении или способность поддерживать устойчивое и гармоничное дыхание, несмотря на возрастающее сопротивление. Подробно анализируя технические подробности, Бойко приходит к однозначному заключению: взяв за основу неясность в *сутрах* Патанджали, авторы метода *крамы* развили собственное экспериментальное направление практики *асан*, совместив их с сознательной регулировкой дыхания, включая задержки. Не находя об этом ни слова у самого Патанджали, Бойко отмечает воздействие такого подхода на состояние сознания и делает следующие выводы. Во-первых, подобный стиль и направленность работы в *асанах* активизируют сознание, оставляя его в привычном модусе. Во-вторых, эти эксперименты не способствуют главной цели практики *асан* — полному успокоению сознания, что исключает естественный переход к дальнейшим стадиям раджа-йоги, в частности к *самьяме*. В-третьих, данный стиль ближе к регулировке энергий в кундалини-йоге и навсегда оставляет практикующего в рамках работы с телом, но не приводит к однозначному управлению энергиями, как это делает кундалини-йога. Напротив, вместо успокоения Бойко подчеркивает энергетическое и эмоциональное возбуждение с последующей резкой разрядкой либо накоплением психического напряжения с неизвестным исходом. Не говоря уже о том, что заниматься подобной йогой способны только молодые и здоровые люди, Бойко делает уничтожающий вывод:

«Практики, описанные Миллером и принадлежащие Натхамуни и Кришнамачарье, не имеют никакого отношения к традиционной хатха-йоге Патанджали и, очевидно, являются экспериментальными. Следовательно, и авторы методов должны нести личную ответственность за последствия того, что не выверено тысячами лет практики и эволюционного развития».

Часть II.

Традиция Свами Шивананды

Глава 5.
Свами Шивананда Сарасвати

Альтернатива традиции Кришнамачарьи

Биография Свами Шивананды Сарасвати (1887–1963) предопределила развитие второй наиболее влиятельной традиции хатха-йоги, развивавшейся первоначально преимущественно на севере Индии, а затем распространившейся по всей стране и за ее пределы. Если Шри Кришнамачарья осуществил синтез всех основных философских учений и практических методов в рамках индийской культуры, то Свами Шивананда начал свой путь с получения медицинского образования по западному научному образцу, и вся его дальнейшая деятельность стала совмещением подходов индийской и западной «культуры развития». Второе радикальное отличие этой традиции состоит в том, что если Шри Кришнамачарья интегрировал все разновидности и стадии йоги в практику хатха-йоги, то Свами Шивананда, напротив, стремился «применить» возможности хатха-йоги к развитию достижений всех других типов йоги. В целом, он объединил в общее понятие пурна-йоги — «полной» йоги — всего четыре главных направления, однако при исследовании его трудов ученики насчитывают до шестидесяти описанных им видов йоги.

Третьим «роковым» для распространения данной традиции в основном на поверхностном социальном уровне стал его подход к обучению. Шри Кришнамачарья преподавал разным ученикам различные наработки своего многогранного опыта, и предстает «многоликим и труднопостижимым», тогда как Свами Шивананда был воплощением простоты и самотождественности, поэтому он относился ко всем ученикам одинаково, и они просто продолжали воплощать намеченные тенденции. Единственным учеником, «превзошедшим учителя», оказался Свами Сатьянанда Сарасвати, основатель Бихарской школы йоги. Таким образом, ученики Шри Кришнамачарьи обретали индивидуальность, приобщаясь к отдельным аспектам его учения, а Свами Сатьянанде это удалось, добавив к шивананда-йоге в целом тантрические техники. И, наконец, последним принципиальным отличием на социальном уровне выступает принятие Свами Шиванандой *санньясы*, тогда как Шри Кришнамачарья жил в миру как *грихастхи* (домохозяин), равно как и все его последователи. Соответственно, и ближайшие ученики Свами Шивананды соблюдали *брахмачарью* либо модифицируя семейную жизнь, либо предпочитая общинное или отшельническое существование.

Биография: межкультурный синтез

Преданность Шиве и милосердие

Свами Шивананда родился ранним утром 8 сентября 1887 г. в деревне Паттамадаи (штат Тамилнад). Он был третьим ребенком в счастливой семье чиновника, окрестившего сына Куппусвами. Его родители были преданными бога Шивы, и ежедневно в доме совершалась *пуджа*, для которой мальчик приносил цветы и листья. В детстве Куппусвами проявлял склонность в равной мере к гимнастике и религии, выказывал все признаки *тьяги* (отрешенности) и любви к ближним. Он всегда жалел бедных, кормил голодных у дверей и умолял отца бросать пироги нищим, а получая конфеты от матери, раздавал их друзьям и животным. В средней школе Куппусвами всегда был лучшим учеником и каждый год получал награды за ответы на экзаменах, обладая приятным голосом и замечательной памятью. Когда губернатор Мадраса посетил те места в 1901 г., Куппусвами спел приветственный гимн прямо на железнодорожной платформе. После зачисления в университет, он учился в колледже в Тиручирапалли, где часто принимал участие в дебатах и драмах. Он прекрасно сыграл партию Елены в постановке комедии Шекспира «Сон в летнюю ночь» в 1905 г.

Естественная склонность к помощи ближним привела юношу в область медицины, а его рвение и способности заслужили признание профессоров. Куппусвами поступил в Медицинскую Школу в Танджоре, прилежно учился и никогда не возвращался домой на каникулы, предпочитая проводить время в больнице, где имел свободный доступ в операционную. Куппусвами был первым по всем предметам, нередко проявляя больше познаний, чем врачи с научными степенями, и уже в первый год обучения отвечал на вопросы, ставившие в тупик студентов последних курсов. По завершении образования и получении степени бакалавра медицины, он начал издавать медицинский журнал «Амброзия», заняв небольшую сумму у матери на начальные расходы. Позже, когда матери понадобились деньги для праздника, доктор Куппусвами незамедлительно вернул ей вдвое больше. Даже тогда он предпочитал распространять журнал бесплатно и стеснялся просить о любых вкладах.

Врачебная практика в Малайзии

Получив диплом врача, Куппусвами отправился в Малайзию, где люди нуждались в медицинской помощи. Запрос прибыл из Малайи вскоре после смерти его отца и затронул его предприимчивый дух. В 1913 г. он отплыл из Индии на корабле, но поскольку принадлежал к ортодоксальному семейству *брахманов*, то отказывался от мясной пищи и питался одними конфетами, которые дала ему с собой мать, а по прибытии в Сингапур был почти полумертв. Сразу после высадки он явился на прием к владельцу больницы, который нуждался в помощнике. По рассказам Куппусвами, это был ужасный человек с сильным характером, гигантской фигурой, высокий и тучный. Он спросил: «Вы можете управлять всей больницей?» — и молодой доктор ответил без колебаний: «Да, я могу управлять даже тремя больницами», — и сразу был назначен управляющим с высоким окладом.

После того как ему доверили управление больницей, долгие годы Куппусвами славился как превосходный доктор. Часто он отказывался от платы за консультации, а нередко и покупал бедным лекарства на свои деньги, работая день и ночь. Когда трудная жизнь стала сказываться на нем самом, он пожелал оставить свой пост на некоторое время, но владелец больницы не позволил ему уйти. Доктор Куппусвами был неизменно любезен, сострадателен, остроумен и красноречив, и за исключением безнадежных больных, успех сопутствовал его практике. Повсюду люди говорили, что он имел особый дар целительства. В серьезных случаях он хранил бессменную вахту всю ночь. Однажды бедный человек разбудил доктора посреди ночи, чтобы позвать к своей жене, страдавшей от родовых схваток. Куппусвами сразу оказал ей необходимую помощь, после чего провел возле дома под дождем всю ночь, и только дождавшись появления на свет ребенка, вернулся на следующее утро домой.

Добротное платье и собрание причудливых изделий из золота, серебра и сандалового дерева всегда привлекали Куппусвами. Иногда он покупал множество золотых колец и ожерелий и носил их все одновременно, нанизывая по кольцу на каждый палец. Заходя в магазины, он никогда не тратил впустую время на выбор и торг, а просто брал все, что видел, и оплачивал счета не глядя. Ничто не могло соблазнить доктора, сердце которого было столь же чистым, как снег в Гималаях. При всем своем богатстве, Куппусвами не нанимал повара постоянно, а готовил себе сам, хотя его работа не оставляла ему никакого досуга. Однажды он нанял повара, а когда тому потребовалось сфотографироваться, доктор с радостью повел его в самую лучшую студию, заставив надеть собственный костюм. Огромные пожертвования Куппусвами и дух служения и самоотречения вызывали всеобщую любовь, и люди называли его «Сердце Любви».

Санньяса — отречение от мира

Несмотря на занятость, доктор Куппусвами обслуживал *садху* и нищих, и когда он вылечил странствующего *санньясина*, тот посвятил его в йогу и *веданту* и дал прочесть книгу Свами Сатчитананды, которая разожгла в нем духовный огонь. С того дня жизнь Куппусвами изменилась, и он постепенно стал погружаться в самосозерцание, не прекращая раздумывать над смыслом жизни и изучая книги Свами Рамы Тиртхи и Свами Вивекананды, Библию и литературу Теософского общества. Он не отклонялся от пути ежедневного богослужения, выполнения йогических *асан*, изучения священных писаний и пения *бхаджанов*, а также занимался *анахата-лайя-йогой* и *свара-садханой*. Теперь он чувствовал потребность помочь людям на более глубоком уровне, не только излечивая их тела, но и способствуя им в поисках средства от всякого страдания.

Дни шли, и доктор Куппусвами все более желал отречься от мира, ибо его сердце было очищено любовью и служением. Наконец, насладившись прибыльной практикой, он отверг мирскую славу, подобно принцу Сиддхарте, и в 1923 г. вернулся в Индию. Оставив все вещи в доме друга в Мадрасе, он начал свое паломничество. В святом городе Варанаси он получил *даршан* (видение) Господа Вишванатха, посещая *махатм* (учителей) и храмы. В Дхаладже, деревне на берегу реки Чандрабхаги, он жил в доме начальника почтового отделения, готовил ему еду, а когда тот приходил с работы вечером, то омывал его ноги, несмотря на протесты. Именно этот человек и предложил Куппусвами направиться в Ришикеш, где можно было найти подходящее место для уединенных размышлений.

Переполненный желанием духовного роста, Куппусвами отправился в Гималаи в поисках учителя, и в святом городе Ришикеше встретил *гуру*, посвятившего его в *санньясу*. По стечению обстоятельств, он добрался до Ришикеша 8 мая 1924 г., а уже 1 июня туда прибыл Свами Вишвананда Сарасвати. При встрече Куппусвами признал в монахе своего учителя, а монах признал в нем своего ученика. После краткой беседы Свами Вишвананда благословил Куппусвами на вступление на монашеский путь, и Свами Вишнудевананда Махарадж, возглавлявший ашрам Шри Кайлас, провел церемонию *вираджа-хомы*, при которой Куппусвами получил новое имя Свами Шивананда Сарасвати. Впоследствии Свами Вишвананда написал все необходимые инструкции о правилах *санньясы* и прислал их письмом из Варанаси, поскольку Свами Шивананда остался в Ришикеше и приступил к интенсивной духовной практике.

Подвижничество в Гималаях

Свами Шивананда одевался предельно просто, питался лишь для поддержания жизни, а жил исключительно с целью служения человечеству. Маленький обветшалый *кутир* (хижина), отстоявший особняком от других построек и наполненный скорпионами, защищал его от дождя и солнца. Живя в *кутире*, он совершал суровый *тапас*, соблюдал *мауну* (молчание) и постился, часто в течение нескольких дней в конце недели. Не желая отвлекаться от практики, он предпочитал делать запас хлеба в комнате на целую неделю и пить воду прямо из Ганги. Неизменно он совершал по утрам омовение в бурной горной реке, зимой окунаясь в леденящий поток, после чего приступал к *джапе* задолго до восхода солнца. Каждый день он проводил более двенадцати часов в медитации, но даже при столь интенсивном *тапасе* не пренебрегал служением больным. Он посещал хижины *садху*, раздавая лекарства и омывая им ноги, просил для них подаяние и кормил немощных из собственных рук, приносил воду и тщательно вымывал их жилища. Не пугали его и трудные случаи оспы и холера, а при необходимости он хранил бессменную вахту всю ночь возле кровати больного или относил его на спине в больницу. Получив небольшие деньги, в 1927 г. он приступил к устройству благотворительной амбулатории в поселке Лакшман-джхула. Служа паломникам, он неизменно видел в каждом из них самого Нараяну.

Свами Шивананда практиковал все различные виды йоги и изучал священные писания. После долгих лет интенсивной и непрерывной *садханы* он обрел возможность наслаждаться блаженством *нирвикальпа самадхи*, достигнув конечного пункта духовного путешествия. Он имел обыкновение собирать использованные бумажные конверты и сшивать их в небольшие записные книжки, записывая в них наставления по самообразованию. Некоторые из найденных инструкций гласят:

«Не потребляйте соли, сахара, специй, овощей, чатни и тамаринда. Служите всем — чистым и нечистым, забудьте о вопросах нечистоты. Стирая одежды садху, восхищайтесь ими и погружайте в воду. Не мстите, не сопротивляйтесь злу, воздавайте добром за зло, переносите оскорбления и потери. Прощайте, подобно детям, любую нанесенную обиду сразу. Никогда не держите обиды в сердце, ибо она разжигает ненависть. Взращивайте дружелюбие, сострадание, милосердие, любовь, прощение. Никогда не будьте грубыми, резкими или жестокими. Нет ничего, что заслуживало бы ненависти в этом мире. Ненависть — невежество. Всякое презрение было должно вытеснено любовью и вичарой (вопрошанием)».

В последующий период *паривраджика*, ведя жизнь странствующего монаха, Свами Шивананда путешествовал по всей Индии, посещая важные места паломничества на юге страны, включая Рамешварам. Временами он проводил *санкиртаны* и читал лекции. Он посетил ашрам Шри Ауробиндо и встретился с Махариши Суддханандой Бхарати. В ашраме Раманы Махарши он получил *даршан* святого на его дне рождения, где пел *бхаджаны* и танцевал в экстазе с преданными.

На севере путь Свами Шивананды пролегал через Кайлас, Манасаровар и Бадринатх.

Общество божественной жизни

Свами Шивананда возвратился после паломничества в Ришикеш в 1936 г. и посеял первые семена Общества божественной жизни на берегу святой Ганги. Он нашел свой старый *кутир* обветшавшим и непригодным для жизни, напоминавшим скорее оставленный хлев. Но для Свами Шивананды он был желаннее дворца, поэтому он почистил *кутир* и снова поселился в нем. Свами Шивананда продолжал ежедневные занятия йогой, множество *садху* приходило к нему за духовными наставлениями, и вскоре он стал одним из самых известных учителей. Когда число его учеников увеличилось и все больше ищущих припадало к его стопам, пришлось подумать о расширении помещения. Новоприбывшие нашли скопление хлевов, свободных, но страшно грязных, в одном из которых жил старый пастух, а другие были заполнены сеном и навозом. Спустя год пастух освободил комнату, и Общество божественной жизни заняло все постройки, в которых прошел первый период его существования.

Зародившееся общество незаметно росло, пока не превратилось в штаб международной организации с множеством отделений в пределах страны и за рубежом. Создавшееся Общество божественной жизни было официально зарегистрировано в 1936 г. с главными целями самопознания и самоотверженного служения человечеству. Свободное распространение духовной литературы вызвало устойчивый приток новых ищущих, а с прибытием способных и ответственных учеников Свами Шивананда смог выделить различные отделы общества, чтобы обеспечить подходящие сферы деятельности для очищения сердец и духовного роста. Издание ежемесячного журнала «Божественная Жизнь» было начато в 1938 г. и совпало с празднованием дня рождения учителя. Вскоре мир погрузился в пучину второй мировой войны, и, стремясь поддерживать непрерывное течение мирной жизни и помогать обеспокоенным умам людей обрести покой, Свами Шивананда предпринял *ахандa махамантра киртан.* Безостановочное круглосуточное пение *махамантры,* сопровождавшееся ежедневным трехразовым богослужением в храме Вишванатха продолжалось целый месяц вплоть до 1944 Нового года.

Свами Шивананда предпочитал синтез во всех аспектах бытия и старался совместить практику йоги со средствами облегчения человеческих страданий. Аллопатическое лечение была неотъемлемой частью его деятельности с первых дней жизни в Ришикеше. Впоследствии он почувствовал потребность обеспечить людей подлинными аюрведическими препаратами из редких гималайских трав. С этой целью он устроил аюрведическую аптеку, спрос на услуги которой скоро превысил ее способность справляться с поступающими просьбами. Свами Шивананда организовал в 1945 г. Всемирную Федерацию Религий, а двумя годами позже — Всемирную Федерация Садху. Вообще, 1947 год, отмеченный алмазным юбилеем Свами Шивананды, стал свидетелем значительного расширения деятельности общества и возникновения множества новых строений. А всего год спустя открылась Лесная академия йоги и веданты, в которой предполагалось давать систематическое духовное образование, а также наставлять всех ищущих.

В 1950 г. Свами Шивананда предпринял путешествие по Индии и на остров Шри-Ланка, чтобы возвестить божественное послание по всей стране и пробудить духовное сознание в сердцах людей. Эффект был необычайным: в *ашрам* хлынул непрерывный поток паломников и писем со всех штатов, который потребовал более интенсивного распространения знания. Издательство Лесной академии йоги и веданты начало в 1951 г. работу по выпуску книг, а в 1953 году Свами Шивананда созвал в *ашраме* Всемирный Парламент Религий. Маленькая амбулатория постепенно выросла и стала регулярной больницей с рентгеном и другими средствами обслуживания. Больница для восстановления зрения формально открылась в 1957 г. и сначала была рассчитана на десять мест, но теперь вмещает втрое больше пациентов.

Хотя Шивананда редко покидал Ришикеш, его учение распространилось по всей планете, ибо он написал более трехсот книг на темы йоги и философии. Вдохновленные его книгами люди съезжались со всего мира, чтобы обучаться у него непосредственно. Издательство ашрама выпустило в свет почти все письма учителя, а потребность в его наставлениях, ощутимая его учениками, заставила их взяться за исследование его трудов. В 1958 г. последовало учреждение Научно-исследовательского института литературы Свами Шивананды, где систематически осуществляются переводы и издание книг учителя на всех местных индийских языках. С этой целью в 1959 г. были установлены Региональные комитеты по каждому языку. Серебряный юбилей общества был отпразднован в 1961 г., и его основатель увидел плоды своей миссии еще при жизни.

Йога Свами Шивананды, которую он знаменательно назвал «йогой синтеза», предполагает гармоничное развитие «рук, головы и сердца» в практике карма-йоги, джняна-йоги и бхакти-йоги. Все его учение сосредоточено в шести словах: служите, любите, дарите, очищайтесь, размышляйте, осуществляйте. Свами Шивананда вступил в *махасамадхи* 14 июля 1963 г. в хижине на берегу святой Ганги.

Учение: «полный спектр» йоги

Синтез четырех направлений

Поскольку наследие Свами Шивананды составляет более трехсот книг, то анализ его концепции в целом выполним лишь в предельно абстрактной форме. Данная задача облегчается тем, что в его книгах нередко повторяются одни и те же сведения в разных ракурсах. Например, почти сто *асан* описаны в книге «Йогические асаны», но многие из них встречаются в руководствах по йога-терапии и кундалини-йоге с соответствующими узконаправленными истолкованиями их воздействия. Свами Шивананда признавал, что каждый человек обладает предрасположенностью к самовыражению посредством разума, сердца, тела или суждения. Поэтому он включил в практику методы четырех путей йоги, и его синтез под названием «пурна-йога» включает джняна-йогу, раджа-йогу, бхакти-йогу и карма-йогу. Однако он не принуждал к практике всех составляющих, а позволял ученикам в соответствии с их склонностями выбирать для самореализации один из путей. Уникальный метод Свами Шивананды для создания сосредоточенности в умах учеников состоял в том, чтобы воодушевлять их в работе, которая им интересна. Так, работа становится тем объектом, на котором практикуется концентрация. Достигнутые благодаря сердечному вниманию в работе чистоту и сосредоточенность позднее легко перевести на осуществление непосредственной реализации. Такова шивананда-йога в широком смысле.

Синтез Свами Шивананды нисколько не уникален, а лишь последователен: еще основоположники науки и методологии йоги сформулировали четыре пути йоги и привели их в соответствие. Духовные процессы в совокупности предназначались для освобождения от оков ложного отождествления с представлениями в уме, т.е. различными модусами неведения, проявляющегося как сознание «Я». Целью этих методик стало достижение совершенства, а сфера их действия была признана универсальной, поскольку мудрецы основали их на интуитивном знании фундаментальной структуры человека и его физической, ментальной, психической и духовной природы. Эти четыре пути не противостоят друг другу, но, напротив, взаимно дополнительны. Карма-йога очищает ум и воспитывает тело; бхакти-йога останавливает блуждание ума и развивает сердце; раджа-йога укрепляет ум и делает его однонаправленным; джняна-йога развивает волю и приводит к познанию Высшего «Я». Следует практиковать все четыре направления йоги, но для быстрого прогресса на духовном пути Свами Шивананда иногда рекомендовал взять за основу джняна-йогу, а остальные пути сделать вспомогательными.

Джняна-йога

Первая часть практического постижения реальности — *шравана*, или постоянно повторяющееся слушание речей о природе истины, произносимых наставником. Свами Шивананда называл наставления преднамеренным «расгипнотизированием» от очарования *майи*. Когда ум пропитывался духовными утверждениями, ищущий поднимался на следующую ступень, которая основана на психологическом усвоении принципа «как человек мыслит, таким он и становится». *Манана* — непрерывное размышление об истинах, услышанных от наставника. Для поддержания потока мыслей дается дополнительная практика — *упа-садхана*, обязательное чтение ведических писаний (*свадхьяя*). Когда эта практика совершенствуется, ищущий приближается к *нидидхьясане*, конечной стадии в йоге знания, которая означает глубокую и интенсивную медитацию, сосредоточение на единственной истине. Для этой практики выбирается *махавакья* — одна из сжатых и выразительных формул *упанишад*. Непрерывное удержание одной мысли, исключающее все прочие, по закону *бхрамаракита-ньяя* приводит к кристаллизации этой мысли в действительный факт.

Бхакти-йога

Действуя на эмоциональном уровне, эгоизм проявляется в форме пристрастия и привязанности к личностям и вещам физического мира. Существует непрерывная смена проявлений самости, в череде которых сила заблуждения (*моха*) вызывает опустошение, помогая удерживать человека в оковах видимости. Большая часть человечества находится в подобной ловушке земной чувственности и ложной привязанности. Для достижения контроля над чувствами, переориентации на духовный идеал и совершенного очищения любви необходима определенная методология. Наиболее адекватно этому требованию отвечает бхакти-йога, путь преданности или любви к Богу. *Бхакти* прошла через века по цепи опьяненных любовью к Богу святых, странствовавших по всей Индии. Сейчас бхакти-йога развилась в обстоятельную, научную и очень широкую систему духовной практики. Суть ее сводится к сосредоточению всех чувств и помыслов на избранном божестве, которому посвещаются плоды всех деяний. Бхакти-йога предлагает эффективный психологический процесс для формирования у большинства людей определенного «духовного темперамента».

Карма-йога

Возвещение в *Бхагавадгите* бескорыстной деятельности без привязанности к плодам заложило фундамент, на котором была построена система карма-йоги. Доктрина отрешенности в совершении неизбежных поступков раскрывается в завете Господа: «Все действия предлагаются Мне», — и любое поклонение тоже приносится к стопам Божества. Строгая дисциплина — ключевое понятие карма-йоги, заставляющее ощущать себя просто инструментом в руках Бога, но не деятелем. Своим бескорыстным любящим служением йог поклоняется

Духу, пребывающему во всех существах как внутренний правитель (*антарьямин*). Карма-йога — это спланированное психофизическое наступление на обуславливающие *адхъясы* (отождествления), опутывающие индивида во время контакта с бесчисленными *упадхи* (пристрастиями). В карма-йоге не должно быть ни малейшей привязанности к какой-либо работе, хотя он должен выполнять любое дело наилучшим образом. Всегда может прозвучать божественный призыв к определенной деятельности, и йог немедленно приступит к ней, независимо от своих желаний, но должен будет так же прекратить ее, если того потребуют обстоятельства.

Раджа-йога

Подробно и ясно изложенная в «Йога-сутрах» Патанджали раджа-йога — наиболее научная, непосредственная и обобщенная методика. Путем логических построений Свами Шивананда приходит к заключению, что полная остановка движения ума естественным образом сведет на нет проявления эгоизма. Если «наступление» ведется на первоначальные *вритти* (модификации ума), тогда «битва» происходит в самом «лагере противника» и становится целенаправленной и всеохватывающей. Методика раджа-йоги пресекает в корне представления, эффективно подавляет первичные движения разума и определяется как «йога сдерживания модификаций ума». Однако Свами Шивананда утверждает, что все йоги переплетены между собой, и в раджа-йоге также практикуются *тапас, свадхьяя* и *Ишвара-пранидхана*. Среди них аскеза относится к карма-йоге, изучение священных текстов — к джняна-йоге, а преданность Богу — к бхакти-йоге. В отдельных лекциях Свами Шивананда выделял трая-йогу, или тройственную йогу служения, преданности и знания, исключая из нее раджа-йогу как одну из форм обобщения трех главных путей. Каждая йога дополняет и довершает остальные.

Переосмысление аштанга-йоги

Теперь следует остановиться на раджа-йоге в общем смысле, ибо в другом месте Свами Шивананда производит несколько иной синтез. Среди многочисленных методов он называет как самые распространенные пути джняна-йоги, бхакти-йоги, карма-йоги, хатха-йоги, раджа-йоги, лайя-йоги и мантрайоги. Но он отмечает, что традиционно термином «йога» принято обозначать путь *дхьяны* (медитации) — практическую научную систему Патанджали, или аштанга-йогу, хотя именно к ней обычно применяется название «раджа-йога». Причиной такого акцентирования Свами Шивананда считает тот философский факт, что система Патанджали основана на всестороннем рассмотрении человека в каждом аспекте его существа и построена фундаментально, избегая случайностей. Патанджали принимает человека за центр чистого сознания, локализованный в последовательных оболочках материи различной плотности. В этом свете человек представляется одним и тем же в любой период времени. Изложенная в «Йога-сутрах» система универсальна: она предлагает методы для людей любого типа, ее характеризует разумный синтез и четкая последовательность.

Свами Шивананда представляет соотношение хатха-йоги и раджа-йоги следующим образом, который близок к общепринятому по сути и отличается лишь деталями объяснения. Первые четыре этапа: *яма, нияма, асана* и *пранаяма* — это практика, использующая внешние методы *(бахиранга садхана).* Собственно раджа-йога начинается там, где заканчивается хатха-йога, включающая *асаны* и *пранаямы*, контроль над физическим телом и регуляцию дыхания. Подлинная раджа-йога начинается с практики внутренних методов — с контроля ума в *пратьяхаре*, а заканчивается в *асампраджната самадхи* — глубоком осознании, при котором различия пропадают. Последние три этапа — *дхарана, дхьяна, самадхи* — качественно неразделимы, и вместе они составляют *самьяму.* Наряду с *пратьяхарой*, они образуют духовную практику, использующую внутренние методы *(антаранга садхана). Самьяма* составляет действительную практику раджа-йоги. Когда стало очевидным, как Свами Шивананда понимал разницу между раджа-йогой и аштанга-йогой, рассмотрим, как он истолковывал каждый из этапов практики. Примечательно, что изначально приходится сгруппировать их иначе, нежели при изложении учения Шри Кришнамачарьи: там в самой обобщенной форме приводилось отношение ко всем внутренним методам, тогда как внешние описывались очень подробно, а здесь наблюдается обратная картина.

Внешние методы

Яма и нияма. Для учения Свами Шивананды характерно параллельное совершенствование в подготовке к практике и самой практике. *Яма* и *нияма* — наиболее важные практики, предваряющие медитацию, мимо которых невозможно устремиться к *самадхи*, иначе ученик собъется с пути. Тем не менее, Свами Шивананда не предлагает дожидаться безупречности в поведении, ведь для совершенства даже в следовании всего одному принципу не хватит целой жизни. Поэтому он считает, что необходимо одновременно практиковать *яму-нияму* и заниматься концентрацией и медитацией, хотя бы ученик еще не утвердился окончательно во внешних формах проявления. В итоге, само совершенствование в процессе практики призвано корректировать ее основы, а незыблемость основания устанавливается лишь по достижении цели.

Асана и пранаяма. Свами Шивананда не пытается переосмыслить эти ступени на основании последующих разработок, а лишь отмечает их вторичность. Действительно, Патанджали уделяет *асанам* немного внимания, и только в «Хатха-йога-прадипике» подробно описаны различные *асаны*, предназначенные для совершенствования тела, но это все более поздние техники. Патанджали предлагает лишь принять удобную позу, в которой возможно сидеть долго. То же самое можно сказать и о *пранаяме.* Практика *пранаямы* изначально призвана устранять покров *тамаса* и *раджаса*, способствуя проявлению *саттвы*, и лишь позднее были разработаны *ашта-кумбхаки* (восемь видов задержки дыхания). Для Свами Шивананды разработка хатха-йоги не представлялась делом первостепенной важности, однако он пользовался широким спектром *асан*, равно как и множеством дыхательных техник. В данной области его вклад составляют преимущественно исследования воздействия *асан* и *пранаям*, а также расширение возможностей их применения, хотя сами техники он заимствовал из других источников.

Внутренние методы

Пратьяхара. В практике йоги нужно отвратить ум от внешних объектов и направить его внутрь себя. Это центростремительное движение намеренной фокусировки ума, происходящей при концентрации, уподобляется сокращению окружности до центра. Свами Шивананда отмечает, что в данной практике используется *антармукта* — склонность ума во что-то «впадать», заставляя отвлекать чувства от объектов и фиксировать внимание на избранной *лакшье* (точке). Человек постепенно становится не обеспокоенным свидетелем игры феноменов, и объекты не могут ни привлечь, ни отвратить его внимание. *Пратьяхара* — это попытка дисциплинировать чувства, позволяя себе воспринимать внешний мир или оставаться бесчувственным по собственной воле.

Дхарана. Взяв под контроль деятельность мышления, нужно собрать ум в одной точке, поскольку благодаря направлению силы через определенную точку высвобождается огромная энергия. Свами Шивананда подчеркивает, что внимание привлекается тремя типами объектов: звуком, образом и представлением. Йог входит в глубокую медитацию, сосредоточив ум на мистическом звучании *пранавы.* Когда же внутренние оболочки очищены и гармонизированы, становится слышен звук *анахаты.* Во время концентрации ум спокоен, чист и устойчив — это основной критерий правильного развития в практике. Свами Шивананда предостерегает, что *манораджья,* или создание «воздушных замков», которым часто подменяется истинное сосредоточение, — это не концентрация, а «скачки ума в пространстве», которые следует распознавать и сдерживать. Именно на этой стадии пресекается всякое воображение, которое должно быть полностью нейтрализовано в процессе медитации.

Дхьяна. Свами Шивананда признает право на существование различных видов медитации, каждый из которых наиболее соответствует определенному складу ума. Способы медитации варьируются в соответствии со склонностями, темпераментом, возможностями и типами индивидуального мышления. Бхакти-йог медитирует на *Ишта-девату* (избранное божество), раджа-йог — на *Пурушу* или *Ишвару,* свободного от пристрастий и кармы, хатха-йог — на *чакры* и их атрибуты, джняна-йог — на Высшее «Я», или *Атман.* Каждый должен сам выбрать способ медитации или попросить об этом учителя. Примечательно, что пути погружения в длительное сосредоточение тоже различаются. Раджа-йог входит в медитативное состояние последовательно, практикуя все предшествующие ступени, бхакти-йог — взращивая чистую любовь к Богу, джняна-йог — обращаясь к священным писаниям и размышляя над услышанным, хатха-йог — практикуя глубокую и непрерывную *пранаяму.*

Самадхи. Полное и окончательное погружение во внутреннюю Самость — цель практики раджа-йоги. Глубокое осознание следует за медитацией, позволяет войти в *самадхи* и достичь *атма-джняны* (познания Духа). Кроме обычного деления *самадхи* на этапы, Свами Шивананда обращает внимание на существование другой классификации: *джада самадхи* и *чайтанья самадхи.* Такое деление свойственно для адвайта-веданты (философии недвойственности). В *джада самадхи* нет осознания, оно подобно глубокому сну, и йог не возвращается из него с интуитивным знанием, ибо впечатления и желания не разрушены. Это *самадхи* хатха-йогов, практикующих *кхечари-мудру,* отчего *прана* фиксируется в каком-либо энергетическом центре, но практикующий не достигает освобождения. В *чайтанья самадхи* присутствует совершенное осознание, в котором йог обретает высший покой и неописуемое блаженство. Пребывание за пределами всякой относительности также называется *йога-рудха.* Свами Шивананда уделяет большое внимание адвайтическому пониманию освобождения, поэтому часто смешивает понятия разных философских систем.

Окончательное освобождение

В свете перспективы окончательного освобождения Свами Шивананда приводит дополнительные разъяснения стадии *самадхи* путем проведения параллелей с традицией *веданты.* В раджа-йоге *самадхи* делится на две категории — *сампраджната самадхи* (осознание с различением) и *асампраджнята самадхи* (осознание без различения). В *веданте* они называются *арупа манонаша* (растворение ума в бесформенном) и *сарупа манонаша* (растворение ума в обладающем формой). *Манолайя* — это лишь временное растворение ума, не способное дать освобождение, тогда как *манонаша* — полное разрушение ума, при котором достигается освобождения. *Сарупа манонаша* служит для достижения освобождения при жизни и служения человечеству. *Арупа манонаша* переходит в *видеха-мукти,* и весь ум разрушается. Завеса иллюзии (*аварана*) и волнения ума (*викшепа*) суть две энергии неведения, которые поддерживают друг друга, но как только происходит познание Самости, завеса иллюзии падает. *Аварана-шакти* — это скрывающая энергия, а *аикшепа-шакти* — это проецирующая энергия. Взаимодействие их состоит в том, что мир проецирован благодаря энергии *викшепа-шакти*, а из-за *аварана-шакти* человек не способен воспринимать *Брахмана*. Благодаря разрушению этой завесы, мудрец освобождается от рождения и смерти, однако *викшепа шакти* уподобляется сгоревшему семени, поэтому для освобожденного по-прежнему существует видимость мира.

«Адепт будущего» представляется Свами Шиванандой существом насквозь социализированным, а не трансцендентным. Развитие человечества привело к тому, что романтический образ мудреца, столетиями сидящего погруженным в *самадхи*, отжило свой век. Вокруг пребывающего в трансе провидца сегодня не вырастают муравейники, он даже не допустит, чтобы трава росла у него под ногой. Нынешний закон духовной иерархии — это закон «божественного активизма». В *самадхи* собирается огромный энергетический резерв, и энергия непрерывно ищет выхода в служении. Человек выходит из этого переживания преисполненным любви и участия ко всем живущим и ощущения силы, побуждающей проявить эту любовь в делах благоволения и помощи. Благодаря однородному переживанию *самадхи* объединяет все творение, и вдохновленный сопереживанием йог с готовностью посвящает себя общему благу (*локахите*). *Дживанмукти* — это такое состояние, в котором мудрец утверждается в *Брахмане*, чья природа есть *сат-чит-ананда* (бытие-сознание-блаженство). Феноменальная вселенная не исчезает из поля видения, однако «освобожденный-при-жизни» всецело осознает, что это просто иллюзия.

Различные системы философии выдвигают различные концепции освобождения, но Свами Шивананда считает подобные различия нереальными. Видимость различия заключается лишь в представлении проблемы, в словесном выражении. Согласно Патанджали, душа в состоянии освобождения осознает себя и пребывает в своей изначальной форме, а все представления о двойственности и множественности исчезают. Это в точности соответствует завершающему переживанию последователей других систем: *санкхьи*, *веданты*, буддизма. При последнем отождествлении Свами Шивананда делает классическое логическое заключение, что сознательное переживание «пустоты» (*шуньявада*) равноценно сознательному переживанию «единства». Во всех случаях это переживание бесконечно, однородно, вечно, сознательно и блаженно. Свами Шивананда называет Патанджали «идеальным реалистом», ибо тот утверждает, что воспринимаемый мир не совсем реален, но мировосприятие исчезает, когда *Пуруша* осознает себя, однако не отрицает некоторой реальности мира, существующего для душ, которым еще предстоит достичь духовной независимости. Прямо или косвенно этот тезис принят всеми системами философии, признающими относительную реальность «рабства». В итоге, в понятийной системе Свами Шивананды *самадхи, мукти, турийя* выступают как синонимы.

Золотая книга: шестьдесят путей

В «Золотой книге йоги», составленной учениками Свами Шивананды из его лекций и бесед, насчитывается до шестидесяти разновидностей йоги. Среди них рядоположенными оказываются такие «йоги», как буддизм в целом, *нидидхьясана* ведической практики, аспарша-йога (подобная стадии *пратьяхары* в раджа-йоге), йога искусства, йога Бхагавадгиты («йога одной книги»), маха-йога (распространение сведений о йоге), ламбика-йога (выполнение отдельной *мудры*) и многие другие. Прежде чем разбираться с классификацией, которой очевидным образом пренебрегают в данной традиции, следует обратиться к ответу Свами Шивананды на поставленный им самим вопрос, какой же элемент в практиках характеризует их как йогу и может ли всякий процесс быть назван йогой. Плоды йоги не пожинаются при любой практике, хотя концентрация или повторение *мантры*, даже если они практикуются с личностными мотивами и некоторыми материальными целями, иногда называются йогой. Однако если опытный ловец жемчуга задерживает дыхание под водой, это усилие невозможно приравнять к *кумбхаке* в *пранаяме*. Хотя сами методы могут быть составляющими подлинной йоги, ложный мотив или неверная цель превращают их в антитезы йоги. И наоборот, любое обычное действие, совершенное для осуществления высшего идеала соединения индивидуальной души с Высшим Духом становится йогой.

При таком определении йоги неудивительно, что в «Золотую книгу йоги» попали как целые религиозные или философские системы, традиционно развивавшиеся параллельно с собственно йогой, так и частные практики в рамках отдельных из четырех направлений йоги, объединенных в синтезе Свами Шивананды. Несмотря на несоразмерность масштабов и значения этих практических систем, все они названы видами «йоги». Особый интерес представляет превращение в процесс практики воспроизведения самого результата с постепенным совершенствованием в поддержании нужного состояния. Такова анашакти-йога, идеал бездеятельности, ибо неистощимое блаженство можно обрести только в непривязанности к объектам чувств. Познать *Атман* — значит стать *Атманом*, а поняв природу подлинного деятеля, человек увеличивает возможности для действия и получает доступ к неиссякаемому источнику энергии. В пределе, даже отказ от занятий какой-либо йогой с целью богореализации подпадает под определение «йоги».

Хатха-йога в развитии йога-терапии

В отдельных высказываниях Свами Шивананды хатха-йога не низводится до подготовки к йоге, а сама по себе выступает в качестве таковой. Хатха-йога — это полностью практическая система самосовершенствования, позволяющая добиться гармоничного развития тела, ума, интеллекта и души. Хатха-йога, как точная наука, оперирует системой упражнений древнеиндийских мудрецов, основанной на выверенных принципах, поэтому позволяет обрести контроль над всей природой. В совокупности компоненты хатха-йоги *(крийи, асаны, пранаямы, мудры, бандхи)* ведут к пробуждению энергии *кундалини* и конечному соединению с Богом в *самадхи*. Важно сочетание этих методов в подходе Свами Шивананды, что же касается описаний их по отдельности, то они нисколько не оригинальны. Примечательно и согласие Свами Шивананды с Шри Кришнамачарьей в том, что регулярная практика *асан* и контроль дыхания позволяет очень скоро утвердиться в *яме-нияме*, которые по замыслу Патанджали должны предшествовать *асане-пранаяме*. Знаменательно также заключение: никто не должен пренебрегать практикой хатха-йоги, будь то *раджа-йог, ведантист* или *бхакта*.

В идеале, принятом Свами Шиванандой, хатха-йог стремится не просто пробудить энергию *кундалини*, дремлющую в опорной *муладхара-чакре*, но и поднять ее через различные *чакры* до *сахасрары* на макушке, где она соединяется с Шивой. В конце концов, хатха-йог подобно всякому реализованному подвижнику, входит в *нирвикальпа самадхи* и обретает освобождение и духовную радость. Практикуя *пранаяму*, он переживает четыре состояния (*авастхи*): *арамбха, гхата, паричаша, нишпатти* — начальная стадия, осознание функций тела, «накопление» и объединение тела, ума и истинной Самости. *Пранаяма* помогает не только хатха-йогам, но также раджа-йогам и ведантистам, поскольку укрепляет ум. Ведантист во время практики *пранаямы* размышляет об *Атмане*, раджа-йог сосредоточен на *Пуруше* или *Ишваре*, а хатха-йог — на *кундалини-шакти* в нижних физических центрах, пытаясь ощутить, как очищается и открывается *муладхара* и как *кундалини* движется к *свадхистана-чакре*. Таким образом, хатха-йога может восприниматься как отдельный путь, альтернативный другим великим духовным традициям.

И все же для Свами Шивананды в большей мере характерно понимание хатха-йоги как неотрывной части раджа-йоги, где цель хатха-йоги состоит в подготовке и переходе к концентрации, медитации и *самадхи*. Хатха-йога — это «великое подспорье» в практике раджа-йоги, устраняющее *тамас* (инертность) и *раджас* (беспокойство). Хатха-йога занимается физическим телом и контролем дыхания, а раджа-йога имеет дело с умом, поэтому, подобно своим объектам, они взаимозависимы и дополняют друг друга. Раджа-йога начинается там, где заканчивается правильно практикуемая хатха-йога, но никто не может стать совершенным йогом без знания практики обеих йог. Хатха-йог обретает способности, объединяя *прану* и *апану* (т.е. вдох и выдох, либо две разновидности энергии) и направляя объединенную *прана-апану* через различные энергетические центры, а раджа-йог обретает те же самые способности благодаря йогической *самьяме*, одновременно сочетающей в себе концентрацию, медитацию и озарение.

В другом ракурсе Свами Шивананда представляет хатха-йогу как «божественное благословение на обретение хорошего здоровья». Тело и ум суть инструменты, которые благодаря практике хатха-йоги остаются сильными и прочными. Практика *асан* и *пранаям* нужна не для того, чтобы развить мускулы, ибо не мышечная сила определяет состояние «здоровья». Необходимо гармоничное функционирование эндокринных желез, нервной системы и ума, а оно становится доступным в результате регулярной практики *асан* и *пранаям*. Для этого требуются «внутренние принадлежности»: неизменная вера в Бога и любовь к повторению его имени, *брахмачарья*, искренность, серьезность и усердие. Но даже если человек обращается к хатха-йоге исключительно ради оздоровления и омоложения, вскоре благодаря практике он начинает стремиться к осознанию Бога. Правильно построенная практика хатха-йоги сама по себе развивает энергетическую структуру до такого уровня, что в сферу восприятия человека начинают попадать все более тонкие энергии, носители «духовности».

Особенности хатха-йоги и ее отличие от гимнастики обозначаются Свами Шиванандой даже в случае применения ее в качестве йога-терапии. Обычные физические упражнения выводят *прану* наружу, приводя к огромным энергетическим потерям, тогда как *асаны* направляют ее внутрь, излечивая многие болезни и пробуждая энергию *кундалини* — это главное преимущество хатха-йоги, которого нет в современных западных системах работы с телом. В дыхании людей с мирским сознанием нет ни ритма, ни гармонии, а занятия *пранаямой* позволяют отрегулировать дыхание и устанавить гармонию. В терапевтическом плане, когда дыхание налажено, человек дышит только носом и переходит к естественному замедлению дыхания. Постепенно он овладевает задержкой дыхания (*кумбхакой*), которая помогает в практике медитации и способствует озарению. Но при всех техниках, лучшее средство от любого недомогания — физического или ментального — это постоянное размышление: «Я есть *Атман*, независимый от тела и ума, наделенный качеством безболезненности (*анамайя*)».

Майя: век машин и научный подход

Поскольку для йоги Свами Шивананды характерна изначальная ориентация на социальное служение, немаловажно его представление о состоянии современного общества как проявления *майи*, или иллюзии. Под *майей* он подразумевает сумму всех негативных сил в отличие от истинной реальности, которая сияет как вечное «Я есть». Необоснованность, неустойчивость, заблуждение, привязанность, чувственность — таковы основные формы ее проявления на человеческом плане. Человек погряз в невежестве, страдает беспокойством, слепой привязанностью к земному существованию, извращенным индивидуализмом, пристрастием к плотским удовольствиям, насилием и разладом на всех жизненных путях. Йога же дает возможность эффективно преодолевать перечисленные факторы, которые привязывают человека к материальному бытию. Причиной зла в мире является неведение (*авидья*), и для его устранения необходима соответствующая йогическая подготовка. Предоставление образования, пищи и одежды составляет начальную форму служения (*севы*), при котором социальные недостатки лишь принимают иной вид, но их полного искоренения не происходит. Динамичная практика, которая включает правильные занятия, и образ жизни, строго ориентированный на предписания йоги, способна привести к установлению нового миропорядка и новой эпохи.

Нынешний век воспринимается Свами Шиванандой как «век машин», в котором преобладает одержимость силой. Открытие новых способов получения энергии и изобретение машин, делающих машины, составляет манию нынешнего времени. Наука дала человеку власть над множеством сил, но он оказался не в состоянии контролировать свои чувства и ум, что привело к неправильному обращению с плодами цивилизации, поскольку все силы исказились. Занятия йогой наделяют человека сверхъестественными способностями, которые не может выработать ни одна машина, однако дисциплина предохраняет от злоупотребления этими силами. В людях XX века доминирует *раджас*: непрерывная напряженная деятельность характеризует ежедневный распорядок среднего человека повсюду. Западная цивилизация, заполонившая мир, по своей природе является цивилизацией третьей *варны* торговцев (*вайшьев*), для которых деньги и средства для их получения — единственная забота. Нынешний человек не может бездействовать, и его страсть к внешней активности нельзя просто подавить. Поскольку принципы йоги призваны вызволить человека из болота коммерции, Свами Шивананда предлагает принять во внимание все названные факты. Йога тоже должна проявиться в динамике, и духовная практика не должна больше приводить к отклонению от обычной жизни. Надлежащее отношение становится философским камнем для преобразования обыденности в йогу.

Распространенный подход к предмету йоги в современном мире, по мнению Свами Шивананды, тоже совершенно беспорядочен. Человек пытается выяснить, согласуется ли йога с открытиями современной науки, и если нет, отвергает ее как ненаучную. Но ведь сама наука давно превратилась в непрерывное обоснование одной теории за другой, опровергая прежние постулаты «последними» открытиями. Наука всегда останется таковой, тогда как выводы йоги несомненны и неизменны с тех пор, как они были утверждены. Свами Шивананда доказывает данное соотношение путем анализа структуры мышления в том и другом случае. Все изобретения берут начало в уме, и только благодаря глубокому размышлению ученый проникает в тайну феномена. Йог же, напротив, погружается в глубины ума и следует далее к изначальному источнику — *Атману*. Ученый и философ познают только с помощью ума, а йог познает сам ум, обнаруживая его источник. В конечном счете, Свами Шивананда выдвигает вполне «платоновскую» идею:

«Лучше было бы, если йогическое служение формировало то правительство, которому подчиняются все прочие департаменты знания. Только тогда направление современного прогресса будет верным».

Глава 6.
Шивананда-йога

Линии преемственности

Свами Шивананда стремился распространить свое учение по всему миру, поэтому он посвятил в *санньясу* огромное количество учеников, которые не только достигли высокого духовного уровня, но и приобрели мировую известность. В свою очередь, они передавали опыт и знания тем избранным, на которых возлагали продолжение миссии, и к настоящему времени можно рассматривать также и последующие уровни преемственности. Среди главных учеников Свами Шивананды в Обществе божественной жизни принято называть пятнадцать имен, сопровождая их подробными биографиями. Здесь мы остановимся на жизнеописании лишь четырех последователей Свами Шивананды, опустив даже биографию Свами Парамананды — «Бисмарка» ашрама, ибо большая часть его деятельности происходила на социальном уровне. Выбор продиктован не просто соображениями лаконичности изложения, а реальной необходимостью привести сведения именно о тех личностях, книги которых будут использоваться в дальнейшем для прояснения особенностей данной традиции. Исключение будет сделано лишь для Свами Вишнудевананды — «Летающего Свами», стараниями которого традиция Свами Шивананды стала поистине всемирной, хотя он почти не занимался литературной деятельностью.

Свами Чидананда Сарасвати

Шридхар Рао, как звали Свами Чидананду до принятия *санньясы*, родился в 1916 г., и был старшим сыном в семье богатого землевладельца в Южной Индии. В возрасте восьми лет на него оказал влияние Шри Анантая, друг дедушки, познакомивший его с преданиями Рамаяны и Махабхараты, откуда он почерпнул идеи *тапаса*, святой жизни и видения Господа. Наставник ограждал его от влияний материального мира и посеял в нем семена отрешенности, которые упали на благодатную почву, а впоследствии переросли в святость. В шестнадцать лет он окончил школу в Мадрасе, где показал себя блистательным учеником. Благодаря личному обаянию, примерному поведению и необычайным способностям он заслужил уважение учителей и друзей. В 1936 г. он поступил в христианский Лойола-колледж, а через два года получил степень бакалавра искусств. В тот период он следовал великим идеалам Иисуса Христа, апостолов и святых, которые перекликались в его сердце с достойнейшими *риши* в индуизме. Служение прокаженным стало его идеалом, он мечтал строить для них хижины возле дома, чтобы иметь возможность ухаживать за ними, почитая их как божества. Впоследствии, когда он вступил в *ашрам*, эти идеи получили реальное воплощение.

Еще в студенческие годы однажды Шридхар Рао внезапно исчез из дома, и после длительных поисков родители нашли его в *ашраме* некоего святого в окрестностях Тирупати и с большим трудом уговорили вернуться домой. Последующие семь лет жизни в семье прошли в служении, изучении священных текстов и освоении простейших форм духовной практики. Окончательное решение покинуть мир созрело в 1943 г., когда завязалась переписка со Свами Шиванандой, и он принял приглашение вступить в *ашрам* в Ришикеше. Вскоре его разносторонняя одаренность получила всеобщее признание, а его целительский дар привлекал множество страждущих в больницу при *ашраме*. Кроме того, он писал статьи для журнала, а когда в 1948 г. открылась Лесная академия йоги и веданты, Свами Шивананда назначил его вицеканцлером и профессором раджа-йоги, и в течение первого года он читал блистательный курс по «Йога-сутрам» Патанджали. В то же самое время он написал биографию Свами Шивананды, которую тот сам назвал продолжением своей жизни. Несмотря на занятость и интенсивную духовную практику, он основал Музей йоги, где философия веданты и этапы йоги представлены на картинах.

С 1948 г. Шридхар Рао стал секретарем Общества божественной жизни, и великая ответственность за всю организацию легла на его плечи. С того самого момента он неустанно заботился о том, чтобы поистине поднять деятельность общества на уровень божественной реализации. В 1949 г. Свами Шивананда посвятил его в *санньясу*, и он получил новое имя Свами Чидананда, означающее «Пребывающий в высочайшем осознании и блаженстве». С 1959 по 1962 г. он находился в Америке в качестве личного представителя Свами Шивананды с целью распространять послание Божественной Жизни. В 1963 г., после ухода *гуру* в *махасамадхи*, Свами Чидананда был избран президентом Общества божественной жизни. Он стремился призвать к служению и любви не только членов общества, но и бесчисленных ищущих во всем мире, поэтому предпринял множество поездок по Индии, Малайзии и Южной Африке. В 1968 г. он посетил все страны мира в ответ на горячие просьбы последователей Свами Шивананды. В 1976 г. руководители Общества божественной жизни отметили его 60-летие — *шаштьябдапурти*. В книгах по хатха-йоге Свами Чидананда демонстрирует *асаны* в довольно пожилом возрасте, но тело его сохраняло прочность и гибкость.

Свами Кришнананда Сарасвати

Суббарая родился в 1922 г. и был старшим сыном в ортодоксальной брахманской семье, где первое духовное влияние на него оказало чтение родителями санскритских текстов. Он блестяще окончил высшую школу в Путтуре (штат Карнатака), параллельно изучая санскрит и «Бхагавадгиту», которую он выучил наизусть, приняв за правило не завтракать и даже не обедать, пока не запомнит определенное количество строк священного текста. Прочитав в «Шримад Бхагаватам», что Господь Нараяна живет в святом городе Бадринатхе, он воспринял это буквально, поэтому мечтал отправиться в Гималаи, чтобы встретиться с Богом. Изучая *упанишады*, он все более склонялся к *адвайте* Шанкарачарьи, хотя и принадлежал в то время к *мадхва*-секте, исповедовавшей доктрину дуализма. В 1943 г. он поступил на службу, но не проработал и года, как оставил все и отправился в Варанаси изучать *веды* и другие писания. Однако стремление к уединению и смутный зов сердца привели его в Ришикеш, где он встретил Свами Шивананду. Когда он впервые простерся перед своим учителем, тот произнес: «Оставайся здесь до самой смерти, и все цари и министры припадут к твоим стопам», — чем поверг юношу в чрезвычайное удивление. В 1946 г. Свами Шивананда посвятил Суббараю в *санньясу*, и тот получил новое имя Свами Кришнананда.

Свами Шивананда нашел в новом ученике подходящего помощника в ведении переписки, составлении и редактировании книг, обработке рукописей. Свами Кришнананда работал в тиши внутренних помещений ашрама, и никто из посетителей даже не замечал его существования. В 1948 г. Свами Шивананда попросил его приступить к написанию книг по философии и религии, и с тех пор Свами Кришнананда был полностью поглощен писательским трудом и чтением лекций, согласно указаниям *гуру*. Его первая книга, под названием «Реализация Абсолюта», написанная на одном дыхании за полмесяца до сих пор остается лучшим его духовным произведением. Когда в 1957 г. для *ашрама* настала необходимость в налаживании деловых связей, учитель назначил Свами Кришнананду секретарем Комитета, и он занимал этот пост до 1961 г., что совпало с отсутствием в *ашраме* Свами Чидананды, а когда тот стал президентом Общества божественной жизни, он занял освободившееся место секретаря общества.

Свами Кришнананда читал в Лесной академии курсы практически по всем главным трактатам *веданты* и написал более двадцати комментариев, воплотив в своей жизни идеал синтеза карма-йоги и джняна-йоги. Его знание и совершенное понимание всех трехсот трудов Свами Шивананды стало поводом для избрания его в 1958 г. президентом Исследовательского института наследия Свами Шивананды, и выбор этот был продиктован самим учителем. Кроме того, он перевел книги *гуру* на многие индийские языки, а с 1961 г. стал отвечать за издание ежемесячного журнала «Божественная жизнь». Свами Кришнананда был знатоком всех систем индийской и западной философии, и даже учитель отзывался о его даре с нескрываемым изумлением. Его интуиция была так глубока, что он предсказал наступление своей смерти в 2001 г. незадолго до внезапного приступа астмы, от которого он скоропостижно скончался, и его уход вызвал искреннюю скорбь множества его учеников.

Свами Венкатешананда Сарасвати

Партхасаратхи родился в 1921 г. в уважаемом роду в деревне Койлвенни (Южная Индия). Множество случаев, происшедших с ним в детстве, позволили уже тогда проявиться его божественным качествам. В помыслах он был всецело обращен к Господу Венкатеше, почитаемая святыня которого находится в Тирупати. В двенадцать лет он стал изучать книги Свами Шивананды, которого сразу признал своим духовным наставником и воплощением Бога. Со временем Партхасаратхи занял ответственный пост в Дели в качестве личного помощника влиятельного секретаря в правительстве Индии. Вскоре у него завязалась переписка со Свами Шиванандой, а во время кратких отпусков он посещал учителя в Ришикеше. Личное общение оказало на Партхасаратху столь сильное влияние, что в 1945 г. он предпочел отказаться от блестящей карьеры и посвятить жизнь служению лотосным стопам *гуру*. Спустя всего два года периода *брахмачарьи* Свами Шивананда посвятил его в *санньясу* и дал ему новое имя Свами Венкатешананда.

Будучи разносторонне одаренной личностью, Свами Венкатешананда стал одним из столпов, на которых с самого начала держалось Общество божественной жизни, и правой рукой *гуру*. Свами Шивананда относился к нему с такой степенью доверия, что каждое утро, направляясь на берег Ганги за водой, первым делом заходил в комнату Свами Венкатешананды, чтобы обсудить с ним тонкости *джняна-яджни* (распространения духовного знания), издательскую деятельность общества и другие насущные вопросы. В 1950 г. он оказал неоценимую поддержку учителю в путешествии по всей Индии с целью духовного пробуждения народа. Свами Венкатешананда тщательно записывал каждое слово, произнесенное *гуру* в обращениях к народу, которые впоследствии были опубликованы в виде отдельной книги, и Свами Шивананда называл его «драгоценным камнем в ожерелье Миссии». Долгое время он неустанно трудился в отделе корреспонденции *ашрама* и написал книгу «Гурудев Шивананда», где описана не только биография учителя, но и история Общества божественной жизни.

Когда община индийских преданных в Южной Африке, возглавляемая Свами Сахаджанандой, попросила послать к ним вдохновителя и наставника, Свами Шивананда избрал для этой цели Свами Венкатешананду, и в 1961 г. тот приступил к выполнению миссии. По прошествии нескольких лет успешной работы, он направился и в другие страны — на Маврикий и Мадагаскар, в Европу и далее на Восток, вплоть до Австралии. Впоследствии он долго жил в Южной Африке, занимаясь литературной деятельностью и составляя блестящие труды по философии и йоге. Свами Венкатешананда написал более полусотни книг на самые разные духовные темы, включая обширные комментарии к древним писаниям. Наибольшую славу принесла ему подготовка к изданию полного собрания сочинений Свами Шивананды в 18-ти томах. Кроме того, он продолжал практику йоги, организовывал *бхаджаны*, участвовал в социальном служении во многих странах. Свами Венкатешананда покинул мир в 1982 г., и Свами Чидананда отозвался на это горестное событие так: «Мой духовный брат обладал вселенским бытием и пребывал в гармонии со всеми».

Свами Вишнудевананда Сарасвати

Свами Вишнудевананда родился в 1927 г. в штате Керала (Южная Индия). В детстве главной чертой его характера было упрямство, и его мать после принятия *санньясы* рассказывала, что никто не мог повлиять на ее сына. Так, с пяти лет он начал сам ходить в школу, хотя ему ежедневно приходилось пробираться через дикие джунгли. Поскольку у него не было денег на обучение в университете, он вступил в армию, надеясь получить хоть какое-то техническое образование. Однажды он искал потерянную бумагу в корзине, и его взгляд наткнулся на писания Свами Шивананды: «унция практики лучше, чем тонны теории». Сила этих простых слов заставила Свами Вишнудевананду пересечь всю Индию, чтобы встретиться со Свами Шиванандой в Гималаях. Короткое посещение произвело неизгладимое впечатление на юношу, и он решил вернуться как можно скорее.

В следующее посещение Свами Вишнудевананда получил два урока от Свами Шивананды. Когда он почувствовал робость и некоторое высокомерие, не позволившие ему поклониться *гуру* при встрече, тот сам склонился перед юношей, давая ему урок смирения. А когда во время церемонии *Арати* на берегу Ганги он усомнился, зачем молиться простой воде, Свами Шивананда улыбнулся и просто пристально посмотрел на него, и тот сразу воспринял реку как поток дивного света. Тогда Свами Шивананда предложил юноше остаться в *ашраме*, чтобы изучать йогу. В течение десяти лет тот изучал теорию, практиковал и глубоко постиг хатха-йогу и карма-йогу. Наконец, в 1957 г. Свами Шивананда выдал преданному и трудолюбивому ученику десять *рупий* (меньше доллара) и благословил отправиться на Запад, чтобы распространять учение *веданты*.

Свами Вишнудевананда основал на Западе систему Международных центров шивананда-йоги и веданты. Он стал всемирно признанным авторитетом в области хатха-йоги и раджа-йоги, и его называли «Летающим Свами», ибо с целью выполнения миссии он непрерывно перемещался по всей планете на личном маленьком самолете. Безгранична энергия и глубокое вдохновение руководили им при основании центров, и сейчас в мире действует около двадцати центров йоги и семь *ашрамов*, в которых подготовлено уже более восьми тысяч инструкторов по йоге. Кроме того, он использовал средства массовой информации для распространения учения и выпустил множество брошюр в защиту мира, непрерывно повторяя святую *мантру «Ом Намо Нараяная»*.

Стремясь упростить разъяснение ученикам сложной философии, Свами Вишнудевананда свел премудрость йоги всего к пяти принципам: надлежащее упражнение (*асана*); надлежащее дыхание (*пранаяма*); надлежащее расслабление (*шавасана*); надлежащая диета (вегетарианство); надлежащее размышление (*дхьяна*). Эти простые правила, которым он неукоснительно следовал в собственной жизни, стали его личным вкладом в концепцию шивананда-йоги. Без преувеличения, преобразив планету и судьбу человечества, Свами Вишнудевананда покинул этот мир в 1993 г.

Социальная организация

Общество божественной жизни

Общество божественной жизни — яркий пример созидательной деятельности божественного начала в людях — было основано Свами Шиванандой в 1936 г. Идеалы общества доступны для осуществления всеми людьми, независимо от их социального статуса и личных склонностей. Центром общества до сих пор остается *ашрам* Свами Шивананды в Ришикеше на берегу святой Ганги, чистый поток которой стремительно несется с гималайских ледников. Реализация высочайшего идеала божественной жизни начинается с созидания истинного человеческого существования, и самопреодоление служит подготовкой к дальнейшему преобразованию человечества. Общество божественной жизни стремится к распространению духовности путем издания книг и журналов, освещающих истинный смысл йоги и веданты, мировых религий и философии, медицины и культуры. Под его эгидой проводятся конференции и семинары, основываются учебные центры для практики йоги.

Общество выполняет миссию сохранения древних традиций и практик, выверенных веками опыта множества мудрецов и подвижников. Оно служит моделью многосторонней бескорыстной деятельности, примером для подражания в создании социальных институтов. *Ашрам* Свами Шивананды также является идеальным местом для духовного роста, открытым для всех образованных жителей планеты, где они могут восстановиться и преобразиться как физически, так и духовно. При *ашраме* действуют Лесная академия йоги и веданты, издательство, благотворительная больница, гостиница, библиотека и индуистские храмы. В программу *ашрама* входит ежедневный *сатсанг*, который наполняет вдохновением ищущие души и дарует им внутренний мир, разнообразные занятия по йоге (вплоть до подготовки инструкторов) и медитации. Ежегодно проводятся интенсивные курсы *садханы*, рассчитанные на несколько недель непрерывной духовной практики, призванной всесторонне преобразить жизнь. В рамках социального служения организуется бесплатное образование и лечение для бедных. Подразделения общества действуют по всей Индии и во многих других странах мира.

Лесная академия йоги и веданты

Лесная академия йоги и веданты в Ришикеше — главное отделение *ашрама* Свами Шивананды как «штаба» Общества божественной жизни, обучение в котором имеет следующие особенности. В академию принимаются только мужчины, имеющие индийское гражданство, в возрасте от 20 до 65 лет, и они получают право посещать только те курсы, на которые они непосредственно зарегистрировались. К кандидатам предъявляются особые требования: духовное устремление и глубокий интерес к практике йоги и *веданты*, владение английским языком, хорошее здоровье. Средняя продолжительность курса составляет два месяца, в него входят теоретические и практические занятия, а по окончании проводятся экзамены. Не требуется никакой платы за обучение и проживание, предоставляется двухразовое вегетарианское питание. Использование любых наркотиков, включая курение, строго запрещено. Студенты, допущенные к обучению и окончившие курс, дают торжественное обещание продолжать практику и следовать учению Свами Шивананды в дальнейшей жизни. Цель академии состоит не в том, чтобы дать академические знания, а в подготовке учащихся к преобразованию их существования в мире во всех аспектах, или «интеграции личности».

Организации и ашрамы в Индии

Шивананда Йога Веданта Дханвантари Ашрам

Один из наиболее известных центров шивананда-йоги, Шивананда Йога Веданта Дханвантари Ашрам расположен на берегу прекрасного озера в Нейяр Дхаме (штат Керала). Изначально здесь размещалась Вайдьяшала — аюрведическая клиника, открытая Шри Гопала Вайдьяром, прославленным знатоком двух древних систем исцеления — *аюрведы* и *сиддхи*. Все помещения *ашрама* и храм Раджараджесвари были построены около полувека назад, и их стены расписаны предписаниями на местном языке *малаялам*, а фрески потолка были созданы самим целителем. Как известно, с 1957 г. Свами Вишнудевананда выполнял миссию по основанию центров йоги и веданты во всем мире, порученную ему Свами Шиванандой. В 1977 г. до него дошли сведения о прославленной клинике в Нейяр Дхаме, и он узнал, что Вайдьяр желает в ближайшее время продать ее для устройства *ашрама*. Вскоре Свами Вишнудевананда посетил клинику, а через год приобрел земли и строения, где организовал *ашрам* для углубленных занятий йогой и *ведантой* в соответствии с учением Свами Шивананды.

Дханвантари — имя бога врачевания, который представляет собой одно из проявлений Вишну и является хранителем данного места, поэтому оно вошло в название *ашрама*. Открытие в 1999 г. Института здоровья стало важным дополнением к интенсивной программе занятий йогой на пути к исцелению от «болезней» человеческого существования. Богослужение занимает важное место в жизни *ашрама*. Кроме *пуджи* в храме божественной матери Раджараджесвари, неподалеку от основных строений *ашрама* ежедневно почитают мудреца Агастью в форме Йогадандy. Храм Кришны был построен в память матери Свами Вишнудевананды и украшен дивными фресками, а совсем недавно были достроены храмы Ханумана и Дакшинамурти. Остальные храмы расположены возле озера и посвящены Субраманье, Айяппе, Ганеше, Шиве, Ванадурге. В ближайшей деревне устроен бесплатный детский сад, забота о котором входит в программу карма-йоги в *ашраме* с самого его основания. Занятия йогой в разных формах проходят с раннего утра до позднего вечера, периодически организуются курсы подготовки инструкторов, которые привлекают в основном западных практикующих.

Чидананда Ашрам Уединения и Покоя

Вторым по значимости в Индии можно считать Чидананда Ашрам Уединения и Покоя, расположенный посреди леса неподалеку от побережья Бенгальского залива возле святого города Пури — местапребывания Господа Джаганнатха (штат Орисса). Этот *ашрам* был поднесен в дар Обществу божественной жизни в 1993 г., а управление им поручено Свами Даянанде. Вся деятельность в *ашраме* осуществляется исключительно на пожертвования последователей Свами Шивананды. С этой целью открыты четыре особых фонда. *Пуджа-мулдхан* — сбор средств на проведение ежедневной *пуджи* в храмах богов Джаганнатха и Балабхадра и богини Субхадры. *Пранами* — покрытие расходов на поддержание *брахмачари* и *саддху*, осуществляющих практику и служение в *ашраме*, а также принятие паломников. Таким же образом реализуются проекты по насаждению фруктовых деревьев и строительству хижин и оград.

Программа *ашрама* типична для центров Свами Шивананды и ориентирована преимущественно на карма-йогу, медитацию, проведение *пуджи* и *сатсанга*. Паломников, прибывающих на недолгий срок, принимают как гостей, хотя и просят написать заранее, поскольку число мест в *ашраме* ограничено. Посетителей, которые планируют оставаться в *ашраме* для длительной *садханы*, просят запастись всем необходимым и оплачивать пропитание, а также участвовать в повседневной работе. В *ашраме* поддерживается благоприятная атмосфера для духовной практики, включая соблюдение *брахмачарьи*, поэтому женщинам не позволяют оставаться в *ашраме* на ночь, хотя при необходимости оказывают им помощь в поиске жилья в ближайшем поселке. В планы на будущее входит разделение территории *ашрама* на три зоны, предназначенные для карма-йоги, бхакти-йоги и дхьяна-йоги, а также строительство Моуна-мандира, или «храма безмолвия». Главная цель существования *ашрама* — духовное возрождение посредством личной *садханы*, основанной на учении Свами Шивананды.

Организации и ашрамы на Западе

Поскольку миссионерская деятельность осуществлялась в данной традиции целенаправленно, центры шивананда-йоги можно найти практически в любой стране. Среди них можно выделить центры в Малайзии, где Свами Шивананда провел значительный период мирской жизни, и в Южной Африке, где в течение многих лет работал его ближайший ученик Свами Венкатешананда. Также крупные центры есть в Австралии, Австрии, Бельгии, Германии, Гонконге. Особое место занимает Америка, ибо в ней расположено немало *ашрамов* и институтов, основанных индийскими учениками Свами Шивананды, которых он благословил на продолжение духовного развития и социальной деятельности за океаном, причем некоторые из них продолжают совмещать руководство центрами в Индии и Америке. Особой «западной» формой отличаются разнообразные «фонды йоги». Так, основатель Фонда исследований йоги Свами Джьотирмайянанда родился в 1931 г. в штате Бихар, принял *санньясу* еще в молодости, а десять лет спустя переехал в Америку, где основал *ашрам* в Майями (штат Флорида). Вся его биография представляет собой перечень занимаемых им должностей и основанных центров йоги и *веданты*, и подобных примеров можно привести немало.

Весьма интересный феномен — появление на Западе «неформальных учеников» Свами Шивананды, никогда не встречавшихся с ним лично. Так, основатель Международного общества медитации, центр которого находится в Виктории (Канада), Свами Надабрахмананда признал его своим учителем после двух видений в 1975 г. — через двенадцать лет после ухода *гуру* в *махасамадхи*. Сейчас этот центр связан с Обществом божественной жизни, хотя в нем преподают также буддийские техники и западные мистические традиции. Другой пример — *ашрам* Шивананда-Валентины в Майями (США), о жизни основательницы которого до начала духовной связи со Свами Шиванандой известно очень мало, а ее опыт бхакти-йоги настолько мистифицирован, что в жизнеописании вообще отсутствуют даты. Тем не менее, связь с этим центром также можно установить через Общество божественной жизни, где Шивананда-Валентина признана как последовательница Свами Шивананды. Мы расскажем подробнее о двух самых известных западных организациях, основанных индийскими миссионерами.

Миссия Кайлашананда и Американский фонд йоги

Йоги Гупта, он же Свами Кайлашананда, — ученик Свами Шивананды, председатель Миссии Кайлашананда в Ришикеше и Американского фонда йоги. Начало его жизненного пути было вполне «типичным» для биографии йога. Он оставил карьеру юриста, провел много лет в полном одиночестве в одной из гималайских долин, предаваясь аскезе и медитации, получил посвящение в *саньясу* в Бенаресе, а затем продолжил практику под личным руководством Свами Шивананды. Долгое время он жил в святом городе Ришикеше, возглавляя Миссию Кайлашананда, был директором йогического санатория неподалеку от Кашмира и издавал журнал Лесной академии йоги и веданты. Поворотным моментом в его судьбе стало согласие принять участие в конференции, посвященной здравоохранению, в Чикаго. После этого он получил множество предложений выступить с лекциями по городам США и по телевидению, а вскоре ему предложили стать председателем Американского фонда йоги, и с благословения Свами Шивананды он принял решение остаться на Западе.

Простая философия в сочетании с доступными йогическими упражнениями, приемами дыхания и системой питания, приспособленной к западным условиям, сделали его методику популярной среди жителей США. В основу его концепции положено представление о том, что гибкость позвоночника выступает главным условием молодости тела. Спинной мозг обеспечивает связь между головным мозгом как центром управления и внутренними органами как исполнительными структурами. Основная причина старения заключается в нарушении нервных связей, но поддержание их в хорошем состоянии, а по возможности и дальнейшее развитие, — задача, вполне разрешимая средствами йоги. *Асаны* подобраны для этой цели в порядке доступности их освоения: упрощенные, основные и усложненные. Кроме того, предлагается разработанное расписание занятий, включающее сбалансированные комплексы. Йога учит феноменальной способности управления телом вторичным образом, контролируя сначала разум, а через него и тело. Хатха-йога, как часть «системы размышления и аскезы, нацеленной на воссоединение души с вселенским духом», воспринимается здесь как своего рода «личная гигиена».

Институт интегральной йоги и Сатчитананда Ашрам

Две организации в США — Институт интегральной йоги и Сатчитананда Ашрам — были основаны Свами Сатчитанандой, которого ученики почитают как величайшего учителя йоги нашего времени. Свами Сатчитананда родился в 1914 г. в Южной Индии и в молодости работал земледельцем, механиком, в сферах электроники и кинематографии. В семье он был погружен в атмосферу преданности Господу, питавшей его духовные устремления. К тридцати годам он полностью посвятил себя духовным исканиям, посещая *ашрамы* Шри Раманы Махарши, Шри Ауробиндо и Свами Шивананды, который посвятил его в *санньясу* в 1949 г. В последующие годы Свами Сатчитананда служил профессором хатха-йоги и раджа-йоги в Лесной академии, совершил несколько лекционных туров по Индии. В 1953 г. его пригласили на Шри-Ланку, где он основал *ашрам* и провел целых тринадцать лет, после чего создавал центры йоги в Малайзии, Сингапуре, Гонконге, Японии и на Филиппинах. В тот же период он предпринял длительное пешее паломничество на святую гору Кайлас в Тибете.

В 1966 г. Свами Сатчитананда совершил первый грандиозный тур на средства американских преданных: двухдневный визит в Нью-Йорк растянулся на целых пять месяцев, ибо он был постоянно окружен толпой студентов, ищущих духовных наставлений. Тогда он основал Институт интегральной йоги, а десять лет спустя принял американское гражданство. Впоследствии он создал множество центров и организаций по всему миру, перечисление которых заняло бы слишком много места. В своей деятельности он следовал принципу «истина одна, путей много». Он провел множество симпозиумов и ретритов и направлял различные течения социального служения. Покой и радость поселялись в сердцах его последователей, и он решил создать постоянное место для проведения подобных мероприятий, где люди могли бы полностью слиться со своей истинной природой. В 1986 г. он осуществил свой замысел, открыв дополнительный центр в своем *ашраме* Йогавиле (штат Вирджиния), который стал международным штабом всех ответвлений Института интегральной йоги.

Истолкование йоги как таковой

Комментарии к «Йога-сутрам»

В той или иной мере «Йога-сутры» Патанджали становились объектом истолкования многих учеников Свами Шивананды в их книгах, лекциях и беседах. Важнейший источник — «Раджа-йога» самого Свами Шивананды, хотя в ней и дается дословный перевод, не является классическим комментарием в силу переструктурирования текста. Как известно, *сутры* делятся на четыре части, но Свами Шивананда вводит «новый порядок», выделяя четырнадцать отдельных предметов в данной области рассмотрения. Основанием для такого нововведения выступает желание прояснить предмет, а также избежать повторений, неизбежных при следовании оригиналу. Восемь глав посвящены восьми ступеням йоги, изложенным во второй и третьей частях *сутр*, но они перемежаются обобщающими отступлениями. Так, первые две главы посвящены йоге и *садхане*, а далее после глав по *яме* и *нияме* идет глава о бхакти-йоге, после глав об *асане* и *пранаяме* — глава об уме, после глав о *пратьяхаре* и *дхаране* — глава о *самьяме*, после глав о *дхьяне* и *самадхи* — глава о *кайвалье*. «Йога-сутры» в подлинном виде даются лишь в приложении, чтобы можно было при желании сопоставить истолкование с исходным порядком изложения.

Отличие от комментариев в традиции Шри Кришнамачарьи выражено ясно и отчетливо уже в предисловии, где из раджа-йоги исключается хатха-йога, тогда как в истолковании Б. К. С. Айенгара дело обстояло прямо противоположным образом: вся раджа-йога включалась в практику хатха-йоги и все аргументы касались работы с физическим телом. Но Свами Шивананда утверждает однозначно, что раджа-йога — это царский путь в йоге, всецело связанный с разумом. Здесь нет ни борьбы с *праной* или телом, ни выполнения очистительных *крий*. Йог сидит в простой и удобной позе, наблюдает за своим умом и успокаивает мысли, а когда волнение ума стихает, он вступает в безмысленное состояние *асампраджнята самадхи*. Хотя раджа-йога и является дуалистической философией, признающей наличие *пуруши* и *пракрити*, косвенным образом, как считает Свами Шивананда, она позволяет ищущему достичь единства *адвайты*. Хотя и существует особое понятие *пуруши*, в конце концов, *пуруша* отождествляется с высшей Самостью, или *Брахманом упанишад*. Итак, раджа-йога выводит практикующего на высочайший уровень духовной реализации — слияния с *Брахманом*.

Истолкования большинства учеников Свами Шивананды не только воспроизводят его точку зрения, но и осуществляются в той же манере изложения. Такие книги, как «Система йоги» Свами Кришнананды, «Путь к блаженству» и «Лекции по раджа-йоге» Свами Чидананды, тоже построены как разъяснение каждой из восьми ступеней раджа-йоги в отдельной главе. Единственным комментарием, вполне традиционным для индийской философии, оказывается труд Свами Венкатешананды, где после каждой *сутры* дается пословный перевод, а затем следует пространное объяснение каждого предложения с аргументацией и примерами. При этом комментатор остается верным последователем шивананда-йоги, истолковывая основные определения состояний в практике йоги, которые Патанджали рассматривает в «Самадхи-паде». Поэтому мы можем воспроизвести их в той же последовательности, как и при изложении айенгар-йоги.

Определение йоги

Комментируя определение йоги как *читта вритти ниродха*, Свами Вишнудевананда утверждает, что *ниродха* вообще не может переводиться словами «обуздывание» (которым пользуется Б. К. С. Айенгар) или «подавление», которое Свами Сатьянанда предлагает заменить «блокированием». В его интерпретации наиболее подходящий перевод — «понимание», поскольку *вритти* на языке современной психологии можно описать как «изученное знание» в противоположность «неизученному знанию». В итоге он переводит данную *сутру*, состоящую всего из четырех слов на санскрите, так:

«Йога случается, когда наличествует успокоение (в смысле продолжительного и бдительного наблюдения) деятельности мышления — без развития или подавления — в индивидуальном сознании, в котором отсутствует всякое движение».

Обычно йога понимается двояко: как процесс и как цель, и Свами Венкатешананда учитывает оба смысла. В качестве примера практики он приводит своего учителя Свами Шивананду, который запрещал ученикам убивать крыс в комнатах, ибо они «напоминали» запирать на замок шкафы с книгами и одеждой. Примером реализации выступает метафора из «Йога-Васиштхи»: незримость *читты* осуществляется как смешение воды с водой. Тогда внезапное озарение, раскрывающее неотъемлемое присутствие сознания как такового во всяком аспекте его конкретизации, делает возможным переживать любой опыт в чистом сознании и посредством осознания. Для Свами Венкатешананды важна осознанность в повседневной жизни, где тенденция к *самадхи* прослеживается не только в практике *асан* и *пранаямы*, как для Айенгара и Сатьянанды, но уже на социальном уровне — в установках *ямы* и *ниямы*.

Классификация вритти

Свами Шивананда зачастую «пробуждал» учеников вопросом, известно ли им, какой именно тип *вритти* в данный момент действует в их сознании. Практика йоги, согласно Свами

Венкатешананде, предполагает ясное и отчетливое понимание взаимоотношений сознания с мыслями (субстанции с акциденциями), и он вводит в контекст подобного самосознания понятие *майи*. Иллюзия состоит собственно в том, что любое внешнее явление, которое заставляет себя воспринимать как приятное или неприятное, принадлежит к одному из пяти типов *вритти*, однако «в невежестве своем» человек взаимодействует с ним как с тотальной реальностью. Тем временем текущее проявление становится источником для возникновения иного проявления, и непрерывное «становление» продолжает приводить к новым изменениям. Подобное воспроизведение самого себя в виде мозаики бесчисленных отражений в кривых зеркалах присуще любому обычному человеку.

Раджа-йога как техника самосознания предназначена для того, чтобы вырабатывать способность понимать жизнь в целом, непрерывно снимая субъект-объектное отношение в двустороннем опыте переживания и самовыражения. В процессе восприятия человек получает дополнительную энергию, а в процессе деятельности он растрачивает имеющуюся, называя это правильным или неправильным знанием, верным или неверным действием, либо относя к другому типу *вритти*. Однако само по себе «я есть» выступает как характерное *вритти*, поддерживающее все случающееся в качестве «моего опыта». Когда человек осознает «себя» как *вритти*, он освобождается от поглощенности жизнью и позволяет событиям идти своим чередом. В йоге ум остается самим собой, ибо память как таковая не обладает никакой определенностью, если она не смешана с воображением. И все же, по утверждению Свами Венкатешананды, среди практикующих йогу он встречал лишь одного человека, свободного от влияния прошлого, а именно — своего *гуру* Свами Шивананду.

Абхьяса и вайрагья

Свами Венкатешананда считает *абхьясу* (практику) и *вайрагью* (отречение) настолько слитным двусторонним процессом, что даже пишет их в одно слово: *абхьяса-вайрагья*. «Практика» означает способность к устойчивому укоренению в бдительном вопрошании и предполагает непрерывное повторение. Однако оно периодически включает в себя такой элемент неповторимости, как прогресс в практике. «Отречение» подразумевает два существенных смысловых аспекта: отсутствие не только привязанности, но и предрасположенности. *Ниродха* в значении контроля или «сдержанности» (в данном контексте — в результате практики и отречения), открывается в другом измерении, где становится «видно целое, когда всеобщее обозревает самое себя».

Взаимодополнительность *абхьясы* и *вайрагьи* проявляется в опыте, в целостной форме которого практика имеет отношение к способу самовыражения, а отрешенность — к сфере восприятия. Если *вайрагья* приводит к «обесцвечиванию» ума, то *абхьяса* поддерживает ум в «окрашенном» состоянии. Когда становится очевидным, что все действия исходят вовсе не от подлинной Самости, но лишь *вритти* осуществляют беспорядочное движение в сознании, то и впредь практикующий не воспринимает результаты действий как собственные достижения. В процессе изменения отношения к самому себе первое есть практика, а второе — отречение. Тогда все противоположности рассматриваются в аспекте их взаимодополнительности, а взаимодействие с миром происходит как простое совмещение самовыражения и восприятия, которое Свами Венкатешананда обозначает сложным термином «совпадение-опыта-и-поступка». Другое слово, подобранное им для обозначения подобного состояния — это «умеренность», когда во всех действиях не присутствует «ни выражение, ни возражение, но лишь интенсивное самосознание».

Концепция Ишвары

Обращаясь к истолкованию функции понятия «бога» в йоге, Свами Венкатешананда приводит размышления многоопытного гималайского подвижника: «*Абхьяса* означает утверждение помыслов в Господе, а *вайрагья* — отсечение мыслей о мире», — и восклицает: «Восхитительно, но почти недостижимо!». Нужна настойчивость, и здесь «настойчивость» выступает как особый термин, позволяющий свернуть дурную бесконечность в рефлективной структуре мышления, ибо обычный человек лишь думает, что он воистину думает о том, что следует думать о Боге... Практика и отречение придают жизни определенное направление — к Богу, то есть «не взволнованному» состоянию *читты*. Патанджали предлагает избирать в качестве объекта медитации саму *читту*, ибо обнаружение источника мыслей позволяет обрести «бога». *Ишвара* остается в пределе отрицательной деятельности определения (*нети, нети...*), когда сознание становится настолько прозрачным, что сквозь него очевидно основание этой пустоты. *Карма* поддерживается в качестве неумолимой последовательности событий лишь в отношении к иному, которое сохраняется посредством усилий удерживать свою самость. После предания себя «богу» в самом Боге не существует ни *кармы*, ни *клеш* (кармических следов). Тогда *абхьяса* не прерывается никакими *самскарами*, и состояние перманентной практики, для которого характерна тождественность процесса и результата — «йога есть *самадхи*, а *самадхи* есть йога», — не нарушается никакими препятствиями.

Препятствия в йоге

Относительно препятствий в йоге Свами Венкатешананда утверждает, что они выступают в качестве препятствий только в одном смысле, а именно, рассеивают внимание незаметно для самого практикующего. Так, любая болезнь оказывается препятствием лишь постольку, поскольку отвлекает от практики, но иногда незначительная степень боли может даже способствовать прогрессу, а для йога такого уровня, как Свами Шивананда, люмбаго и диабет ничем не отличались от «надеваемой ежедневно одежды». Точно так же обстоит дело с ментальными препятствиями: вера выступает лишь в качестве иной формы сомнения, а при малейшем сомнении лучше вообще ничего не делать. Подобное истолкование получают и трудности эмоционального плана: хорошее или плохое настроение в любом случае представляет собой некое «на-строение» — «нагромождение», от которого следует избавиться, ибо любой эмоциональный блок лишает занятия йогой необходимой энергии. Среди так называемых «положительных» эмоций, сострадание следует пересмотреть и «сублимировать». Степень незаинтересованного доброжелательного отношения доводится до полной индифферентности к другим людям, дабы содержание их деятельности не внедрялось в сознание йога. В целом, преодолевать препятствия совершенно не актуально, как и выбирать между счастьем и несчастьем, ибо поток жизни принесет всю полноту опыта. Здесь Свами Венкатешананда вскользь упоминает тантрические практики «вседозволенности», снимающие все самоограничения и в пределе позволяющие достигать той же чистоты самосознания, что и посредством йоги.

Типология самадхи

Истолкование *самадхи* в комментариях Свами Венкатешананды является единственным в своем роде, ибо он начинает с сомнения во внутренней дифференциации состояния *самадхи* вообще. Он отмечает, что перечисление *«витарка, вичара, ананда, асмита»* понимается большинством интерпретаторов как обозначение четырех различных типов *самадхи,* но добавляет в скобках: «Я не уверен, существуют ли различные типы *самадхи.* Кажется, что одна и та же техника или процедура ведет нас от одного к другому». Хотя он и объясняет их по отдельности, непрерывность использования одной и той же практики позволяет ему объединить все состояния, через смену которых она позволяет пройти. Серьезный ученик йоги не занимается беспрерывным анализом состояний сознания, ибо процесс анализа исходит от *самскар,* которые отличны от памяти и представляют для йога большую трудность, чем сама память.

Память подвластна обозреванию, а *самскара* обладает некой субъективностью, и сама выступает обозревателем, источником тех мыслей, которые заполоняют память. Когда же все определения снимаются не только в грубой (память), но и в тонкой (*самскара*) форме, можно говорить о начале медитации — чистого незаинтересованного самосозерцания. Свами Венкатешананда подчеркивает принципиальную непостижимость того, «кто» разрушает семена мыслей, и называет это «божьей милостью». Патанджали утверждает: *тасьяпи ниродха,* т. е. каким-то непостижимым образом семена тоже приходят к своему концу. Когда это случается, практикующий находится в состоянии совершенной йоги, точнее, сам по себе йогический процесс пребывает в состоянии совершенства. Богореализация самоосуществляется, и бесконечность снова становится бесконечностью.

Комментарии к «Бхагавадгите»

Пурна-йога Свами Шивананды, включающая бхакти-йогу, джняна-йогу и карма-йогу, в своей основе не является его собственным синтезом, а базируется на концепции «Бхагавадгиты» — составной части древнего эпоса «Махабхарата». Также и стремление превратить обыденную жизнь в непрерывную практику йоги поддерживается авторитетом «Бхагавадгиты», где исповедуется идеал карма-йоги. Свами Шивананда сам сделал новый перевод «Бхагавадгиты» на английский язык, и советовал ученикам постоянно ее перечитывать, а также написал книгу «Бхагавадгита для занятых людей» с целью донести ее идеи до всех и каждого. Среди его учеников один только Свами Кришнананда написал несколько книг о «Бхагавадгите», где он развивает идею «деятельной йоги», как нельзя лучше поддерживающую «социальную адаптацию» йоги, предпринятую Свами Шиванандой.

Мы уже касались этих вопросов при описании его учения в целом и не будем здесь к ним возвращаться. Заметим только, что обрашение к данному тексту еще больше отдаляет шивананда-йогу от современных школ хатха-йоги и роднит ее с такими чисто «духовными» направлениями, как интегральная «супраментальная» йога Шри Ауробиндо либо нео-ведантический подход Свами Вивекананды. Интересно, что «Синтез йоги» Ауробиндо Гхоша тоже включает названные три йоги, и он постоянно апеллирует к «Бхагавадгите»; сходным образом обстоит дело с «практической ведантой» Свами Вивекананды. Тем не менее, в остальных аспектах между учениями Свами Шивананды и иных «систематизаторов» йоги слишком мало сходства, и нет никаких веских оснований для их сравнения. Шри Кришнамачарья также почитал «Бхагавадгиту» на втором месте после «Йога-сутр», но его система не превратилась в столь явный слепок с древнего эпоса, как это произошло с йогой Свами Шивананды.

Комментарии к «Йога-Васиштхе»

В «Йога-Васиштхе» лишь косвенно упоминаются элементы хатха-йоги, а в целом данный трактат по *веданте* посвящен раджа-йоге в узком смысле — медитации и *самадхи*. Для традиции Свами Шивананды это один из основополагающих древних источников, и само определение йоги возводится к представленным в нем идеям. Хотя в «Золотой книге йоги» и других трудах Свами Шивананда непрестанно сверяется с высшими идеалами, он не рекомендует начинающим обращаться к этому трактату. Не следует приниматься за изучение столь монументальной работы по *веданте* в самом начале, когда трудно понять ее подлинное значение. Свами Шивананда предлагает прежде всего изучить простые тексты, чтобы овладеть хотя бы йогической терминологией, которая всегда отражает переживания по мере практики. Надо подчеркнуть, что мнение Свами Шивананды по практике йоги ничуть не отступает от постулатов *веданты*.

В «Йога-Васиштхе» достижение *самадхи* связано с поднятием *кундалини*, но постоянно встречаются предостережения не делать этого «насильственными» методами хатха-йоги. Тем не менее, *пранаяма* подробно изъясняется и рекомендуется, а к «хатха-йоге» относятся преимущественно лишь *крийи* и *асаны*. Поскольку текст построен в форме свободной беседы Рамы и мудреца Васиштхи, которая изобилует историями о подвижниках, наиболее систематическим элементом следует считать объяснение «семи состояний йоги», позволяющее составить представление о последовательности в практике. Свами Венкатешананда осуществил перевод «Йога-Васиштхи» на английский язык, снабдив его краткими пояснениями, и расположил *шлоки* по дням календаря для удобства ежедневного изучения практикующими, рассчитанного на целый год. Данное издание в двух томах получило характерное название «Высшая йога», и именно поэтому мы не будем останавливаться на нем подробно, ибо наше исследование посвящено «низшей» хатха-йоге.

Индуизм: религиозные коннотации

Совершение *пуджи* как обязательный элемент ежедневной программы в шивананда-ашрамах предполагает наличие хотя бы одного, а нередко и множества храмов на их территории. Все они служат наглядным подтверждением религиозной окрашенности практики, хотя и не «навязчивой» по отношению к западным последователям. Сравнивая данную ситуацию с «философским уклоном» во всей традиции Шри Кришнамачарьи, допустимо предположить, что значительное влияние на развитие той или иной предрасположенности оказали изначальные условия воплощения основателей обеих традиций. Так, Шри Кришнамачарья родился в семье *пандитов* и с самого детства прилежно изучал санскрит, а впоследствии и все философские системы, превратившись в признанного знатока логики *ньяи*. Напротив, детство Свами Шивананды прошло в атмосфере глубокой преданности Шиве, и с малых лет он участвовал в проведении ежедневной *пуджи*, а включение в его синтез бхакти-йоги повлекло за собой введение в *ашраме* и таких форм духовной практики, как *самкиртан*.

Свами Шивананда посвятил немало книг индуизму в целом и отдельным божествам, среди которых можно назвать следующие: «Все об индуизме», «Бог существует», «Индуистские праздники», «Жизнь и учение Господа Иисуса», «Господь Кришна, его лилы и учение», «Господь Шанмукха и его почитание», «Господь Шива и его почитание», «Философия и значение богопочитания», «Любовь Радхи», «Шестьдесят три святых Наянара», «Храмы в Индии». Данный список можно продолжить как трудами самого Свами Шивананды, так и его учеников, но даже в неполном виде он представляется более чем показательным. Вполне естественным в текстах по шивананда-йоге выглядят утверждения, что хатха-йог должен концентрироваться на *чакрах* и покровительствующих им божествах.

Особенности построения практики

Шивананда-йога как стиль хатха-йоги

Шивананда-стиль нередко вообще путают с хатха-йогой как таковой, до такой степени в нем мало каких-либо отличительных особенностей. В центрах шивананда-йоги обычно преподают довольно простую систему несложных *асан* и *пранаям*, дополненных некоторыми *крийями*, *бандхами* и *мудрами*. Вот почему мы немногое можем сказать в данном разделе по существу. Шивананда-йога как стиль хатха-йоги представляет собой лишь определенный ракурс постижения пурна-йоги Свами Шивананды, и это наиболее подходящий вариант для начала занятий йогой в силу его простоты. *Асаны* и *пранаямы* в данной традиции не являются средоточием духовной практики, а служит подготовкой тела к социальному служению с одной стороны и постижению божественной жизни с другой. Из-за их «прикладного» характера технически они разработаны не в такой мере, как в традиции Шри Кришнамачарьи. Однако поскольку Свами Шивананда был врачом, в описаниях *асан* лучше выражено их терапевтическое воздействие и особенности влияния на состояние всех внутренних органов.

В целом, практика начинается с легкой динамической разминки (как правило, *Сурья-намаскар*), за которой следует набор несложных *асан* без особой отстройки и без обязательной последовательности, кроме некоторых устойчивых связей и принципов. Особый акцент делается на расслабление в процессе практики, и после каждой *асаны* при необходимости можно выполнять промежуточную *шавасану* (позу «трупа» лежа на спине). Завершается занятие недолгой *пранаямой* или медитацией, а также часто вводится *йога-нидра*, или «йогический сон», хотя по «школьной принадлежности» он относится к разработкам Бихарской школы йоги. *Пранаямы* применяются достаточно широко, и все же примечательно мнение Свами Шивананды, что только за счет практики модификаций *нади-шодханы* — простейшей и основной *пранаямы* для очищения тонкого тела — вполне можно достичь эффекта *пранаямы* вообще. Существенное внимание уделяется очистительным *крийям*, а также влиянию диеты на тело и сознание.

От кундалини-йоги до йога-терапии

Кундалини-йогу и йога-терапию можно рассматривать как две крайности в подходе к хатха-йоге в целом, граничащие с полной реализацией и повседневной жизнью соответственно, и обе они присутствуют во всеобъемлющем синтезе Свами Шивананды. К числу важнейших трудов относится руководство по кундалини-йоге, в котором присутствуют инструкции по выполнению *асан* и *пранаям*, *мудр* и *бандх*, способствующих пробуждению глубинной энергии. В книгу включен перевод «Йога-кундалини-упанишады», составляющей часть «Кришна-яджурведы», где описаны элементы хатха-йоги. Сверхсознательное состояние, или *самадхи*, невозможно без пробуждения первичной энергии, идет ли речь о раджа-йоге, бхакти-йоге, хатха-йоге или джняна-йоге. Практикующие кундалини-йогу считают, что она выше любого другого йогического процесса, а *самадхи* в ней является наиболее совершенным. Свами Шивананда подчеркивает, что пробудить *кундалини* легко, но очень сложно направить ее в *сахасрара-чакру* по *сушумне*, проводя через все другие *чакры*. Постепенное очищение и восхождение ума требует пребывания в постоянной глубокой медитации. Для понимания происходящих процессов немалую ценность представляют проводимые параллели между физической и тонкой анатомией. Характерно, что и здесь Свами Шивананда не завершает описание процесса на достижении состояния *нирвикальпа самадхи*, а добавляет: «Теперь йог может опуститься в горловой центр, чтобы давать учение и действовать на благо других людей». Это направление практики получило дальнейшее развитие преимущественно в Бихарской школе йоги.

Написанное Свами Шиванандой руководство по йога-терапии всецело посвящено методам хатха-йоги — *крийям*, *асанам* и *пранаямам*, хотя он считал силу мысли самым сильным средством исцеления от любых болезней. Сравнивая воздействия на организм йога-терапии и лекарств, прописываемых с позиций научной медицины, Свами Шивананда пришел к выводу, — а ведь он был профессиональным врачом, — об их полной противоположности. Йога-терапия оказывает общее функционально-регулирующее действие на всех плотных и тонких уровнях организма, способствуя устранению патологий даже на генном уровне, а тем самым обладает потенциальной возможностью генной реабилитации нации в целом. Современная лекарственная терапия действует наоборот, временно устраняя поверхностные проявления нарушений — симптомы, служащие средством, с помощью которого организм сообщает сознанию о нарушениях. Построение книги Свами Шивананды позволяет использовать ее как для профилактики, так и для лечения: при описании *асан* приводится их полезное влияние на те или иные органы, а в терапевтическом указателе перечислены наиболее распространенные заболевания с соответствующими рекомендациями по использованию тех или иных *асан*. Добавленная позже глава о диетических концепциях в йога-терапии базируется на метафизических аспектах устройства

Вселенной и человеческого организма, которые должны быть приведены в гармонию посредством правильного питания как одной из форм их «взаимодействия».

Брахмачарья — основа санньясы

Выделять соблюдение *брахмачарьи* (одной из пяти *ниям*) в качестве особенности данной школы в целом имеет смысл по двум причинам. Во-первых, принятие Свами Шиванандой и его ближайшими учениками *санньясы* с соответствующими обетами — наиболее яркое внешнее отличие от традиции Шри Кришнамачарьи, где сам учитель и его ближайшие ученики вели жизнь *грихастхи* (домохозяев). Во-вторых, *брахмачарья* выступает не в качестве морального запрета, а как энергетическое условие правильного построения практики, имеющее вполне конкретное «техническое обеспечение»: *асаны, мудры, бандхи* и т. п. Рекомендации по соблюдению *брахмачарьи* присутствуют в любом руководстве Свами Шивананды, будь то йога-терапия или кундалини-йога, а кроме того, им написаны отдельные книги «Практика брахмачарьи» и «Идеал жизни в браке».

Нетрудно сравнить рекомендации по соблюдению *брахмачарьи* в браке в традиции Шри Кришнамачарьи и Свами Шивананды, чтобы убедиться в большей строгости последних. Так, хранитель стиля аштанга-виньяса-йоги Паттабхи Джойс на основании древних текстов выделяет два ограничения на сексуальные отношения между супругами: время суток и период менструального цикла. Благоприятными считаются интервал между четвертым и шестнадцатым днями цикла и ночное время суток, причем понятие «ночь» уточняется как дыхание через левую ноздрю, связанную с *чандра-нади*, поэтому даже ночное время при активности *сурья-нади* считается «днем». Свами Шивананда полагает, что в идеале сексуальное взаимодействие должно происходить не чаще одного раза в месяц исключительно с целью зачатия, и только такое поведение приравнивается к *брахмачарье*. Даже супружеская жизнь представляется ему верным средством развития отрешенности от мирских пристрастий, позволяющим воспитать монашеский дух.

Садхана в повседневной жизни

Свами Шивананда написал целую книгу «Йога в повседневной жизни», построенную по обычному для него плану: главы посвящены шести отдельным видам йоги, медитации и *брахмачарье*. Однако суть дела лучше передана в другой книге, посвященной незатронутости повседневной активностью, — «Как достичь *вайрагьи*». Хотя практика хатха-йоги выступает как подготовка тела для использования его в качестве средства для карма-йоги, и даже после достижения *самадхи* неизбежно возвращение к служению человечеству, Свами Шивананда со всей очевидностью высказывается здесь с позиции истинного *санньясина*. Целый мир представляется ему раскаленным шаром огня, где без остатка испепеляются все живые существа, и он обращается к своим ученикам и последователям:

«В действительности, это странный мир — огромный музей или прекрасная театральная постановка... Но понимаете ли вы всю степень иллюзорности природы, творения майи? Весь этот мир — лишь пустая видимость. Ум и чувства подводят вас всякий раз, и вы путаете боль с удовольствием. Нет ни йоты счастья в этой чувственной Вселенной... И коль скоро все нереально в этом мире, воспринимайте любовь и уважение как отраву, будьте безразличны ко всему. Не смешивайтесь с остальными людьми, живите в одиночестве и наслаждайтесь блаженством Атмана в своем сердце... Если вы поистине стремитесь к Богу и только к Богу, отриньте этот мир беспощадно. Довольно, довольно с вас чая и кофе, отцов и матерей, детей и друзей. Вы пришли одни и уйдете одни, и никто не последует за вами... Осуществите Бога, и вся суета закончится».

Глава 7.
Сатьянанда-йога

Линия преемственности

Традиция дашанами-санньясы

Сатьянанда-йога, как называют эту традицию в Бихарской школе йоги, возводится к Ади Шанкарачарье и представлена тремя духовными учителями: Свами Шиванандой Сарасвати, Свами Сатьянандой Сарасвати и Свами Ниранджанананандой Сарасвати. Ади Шанкарачарья жил в VIII в., распространял философию *адвайта-веданты*, которая ведет к получению опыта наивысших ступеней йоги, и был бесспорно признан духовным наставником по всей Индии. Он стал основателем движения *дашанами-санньясы*, призванного объединить различные группы отшельников, которые были рассеяны по всей стране, общей идеей *санатана-дхармы* — «священного долга». Приверженцы этого течения донесли до настоящего времени и продолжают передавать вечное послание единства всех вер, достигающего высшей точки в *адвайте* — недвойственном видении действительности, где все вещи существуют согласно своей подлинной сути. Свами Шивананда был посвящен в *санньясу* одним из таких подвижников в Гималаях, и вся традиция шивананда-йоги, по сути, продолжает линию преемственности *Сарасвати*. Теперь нам лучше понятна склонность Свами Шивананды к проведению параллелей между йогой и ведантой, хотя он сам редко подчеркивал эту причину.

Следует отметить, что к данной линии могут принадлежать *санньясины*, инициированные другими учителями и не имеющие отношения к шивананда-йоге. Так, широко известный д-р Р. Мишра, он же Шри Брахмананда Сарасвати, написавший комментарии к «Йога-сутрам» с психологических позиций, получил посвящение в индуистском университете Бенареса и основал независимые йогические организации в США.

187

Свами Сатьянанда Сарасвати

Свами Сатьянанда родился в 1923 г. у подножия Гималаев в Алморе (штат Уттар-Прадеш). В детстве он проявлял незаурядные способности, получил множество благословений от *садху*, направлявшихся в Гималаи, а в шесть лет испытал первое духовное переживание «невесомости», которое вновь повторилось в десять лет. Семья исповедовала индуизм, по которому бог не имеет определенной формы и не следует поклоняться идолам, но, будучи ребенком, Свами Сатьянанда любил рассматривать изображения божеств, смутно чувствуя, что за символизмом кроется некий глубокий смысл. В пятнадцать лет он начал практиковать кундалини-йогу и после примерно года практики испытал третье духовное потрясение: перед ним открылась панорама Земли с городами, разорванными на части, и всего через несколько дней разразилась вторая мировая война. В девятнадцать лет он оставил семью и отправился на поиски духовного учителя, а в 1943 г. встретил Свами Шивананду, который и посвятил его в *санньясу*. На протяжении двенадцати лет Свами Сатьянанда преданно служил своему учителю и стал одним из «столпов» Общества божественной жизни, выполняя любую необходимую работу — от уборки территории до управления *ашрамом*.

Хотя Свами Сатьянанда стал *санньясином* и заслужил благосклонность учителя, вопросы о смысле жизни перед испепеляющим взором смерти продолжали его преследовать. Однажды он сидел на берегу Ганги в раздумьях, и вдруг почувствовал, как его разум проваливается в пропасть, словно пространство расступается, а затем некая сила пронзила нижнюю часть туловища, и он был ослеплен мощным световым потоком и затоплен блаженством. Вернувшись спустя неделю в обычное состояние, он решил углубиться в изучение *тантры* и йоги: сначала хатха-йоги, а затем кундалини-йоги. Впоследствии он много путешествовал по всей Индии, Афганистану, Бирме, Непалу и Шри-Ланке, встречаясь с йогами и святыми, продолжая совершенствовать собственную практику. В своих скитаниях он изучал тантрические аспекты кундалини-йоги и интегрировал их в хатха-йогу, поэтому его подход включает в себя пробуждение и перераспределение *праны* путем визуализации и *крийи* —

последовательности *асан, пранаям, мудр* и *бандх.* В 1956 г. он основал Движение Международного Общества Йоги, а в 1963 г. создал ради духовного возрождения людей Бихарскую школу йоги в Мунгере.

В последующие двадцать лет Свами Сатьянанда много путешествовал по миру и стал ведущим авторитетом в области йоги и *тантры,* глубоко почитаемым множеством учеников во всех странах. Он посвятил в *санньясу* тысячи духовно-ищущих, благословив их на распространение йоги в Индии и за рубежом. В этот период он написал свыше восьмидесяти книг на темы йоги и духовности, ставших ценными источниками познания. В 1984 г. он основал благотворительное заведение Шивананда-матх и медицинский научный институт Центр Исследования Йоги. В 1988 г., завершив свою миссию, он оставил все, сотворенное его усилиями, и принял *парамахамса санньясу.* С тех пор он поселился уединенно в Рикхие, и только в последние годы стал открывать двери дома для проведения раз в год одномесячного *сатсанга.* Тысячи людей съезжаются туда со всего мира с единственной целью послушать его речи.

Свами Ниранджанананда Сарасвати

Свами Ниранджанананда Сарасвати родился в 1960 г. в штате Мадхья Прадеш в семье преданного ученика Свами Сатьянанды, а потому с четырех лет рос при *ашраме.* Свами Сатьянанда посвятил его в традицию *дашнами-санньясы* в 1970 г. и уже через год, в еще отроческом возрасте, направил основывать *ашрамы* и центры йоги в Европе, Австралии, Северной и Южной Америке. Проведя за границей двенадцать лет, Свами Ниранджанананда не только выполнил миссию, но и глубоко постиг особенности различных культур. В 1983 г. он был избран руководителем Бихарской школы йоги, и в последующие десять лет направлял развитие Шивананда-матха и Фонда Исследований Йоги. Ровно в тридцать лет Свами Ниранджанананда принял *парамахамса санньясу,* через три года был признан преемником в линии Свами Сатьянанды. Еще годом позже он основал дополнительное подразделение Бихар Йога Бхарати — институт, предназначенный для изучения йоги и подготовки инструкторов на международном университетском уровне. Свами Ниранджанананда автор более двадцати книг по йоге, *тантре* и *упанишадам*, и в настоящее время он курсирует между филиалами школы и главным *ашрамом* в Мунгере. Свами Ниранджанананда стремится сохранить наследие йоги, сочетая академические знания, научную методологию и духовное видение.

Западные санньясины Сарасвати

Свами Сатьянанда Сарасвати посвятил в *санньясу* тысячи учеников, рассеянных в настоящее время по всему миру, поэтому достаточно привести лишь один пример подобной «духовной биографии». Кроме того, многие западные ученики не приняли *санньясу*, но получили образование в Бихарской школе йоги, завершающееся выдачей диплома инструктора по йоге или доктора йогических наук, и продолжают преподавать йогу в своих странах. Следует отметить, что диплом Бихарской школе йоги обладает наивысшим авторитетом на международном уровне, и для многих западных ищущих выбор в пользу сатьянанда-йоги определяется формой и качеством образования, а не личной склонностью к содержанию данного стиля. Однако нижеследующий очерк касается именно прямого ученика Свами Сатьянанды, посвященного им в *санньясу* и испытавшего, по его собственному признанию, счастье общения *челы* с *гуру*, которое нелегко понять западному человеку.

Свами Анандакапила Сарасвати

Джон Мамфорд — «глобальная» личность, объединившая Восток и Запад в новом синтезе. Квалифицированный психотерапевт, массажист и мануальный терапевт, он обучался в Лондоне и Сиднее в нескольких оккультных ложах, постигая гипноз, аутотренинг и другие методы ускорения нормального развития. Часто и подолгу посещая Индию, он учился у таких известных учителей, как Шри Йогендра в Бомбее, Свами Шатананда в Дели, Свами Гитананда в Пондичерри и Свами Сатьянанда в Мунгере. Будучи не просто теоретиком, он много раз доказывал свое мастерство на публичных демонстрациях волевой остановки сердца и пульса, отключения чувств (безразличия к боли), волевой остановки дыхания более чем на пять минут, управления перистальтикой (с глотанием толченого стекла), начала и остановки кровотечения по команде и т.п.

По признанию Джона Мамфорда, «всегда есть один особый *гуру*, кому вы отдаете свое сердце». Столь важное влияние оказал на него Свами Сатьянанда, от которого он принял посвящение, а также перенял тантрические методики и *йога-нидру*. Завершая период интенсивного обучения, в 1961 г. он написал свою первую книгу «Психосоматическая йога», а к настоящему времени вышло еще восемь его книг. В 1990 г. он открыл эзотерическую школу в пригороде Сиднея под названием Научная ассоциация *санкхья-йоги*. Он постоянно курсирует с лекциями и семинарами между Индией, США и Австралией, и предлагает авторские курсы дистанционного обучения в виртуальном Центре развития личности «Кайлас».

Социальная организация

Бихарская школа йоги

Бихарская школа йоги была основана Свами Сатьянандой в 1964 г. в Мунгере с целью передавать учение йоги мирянам и *санньясинам*. Преподаваемые техники представляют собой синтез многих подходов к развитию личности, основанных на нескольких традициях — ведантической, тантрической и йогической, в сочетании с современными научными достижениями в области поддержания физического и душевного здоровья. Здесь также проводятся разработки проектов изучения йоги и медицинские исследования в сотрудничестве с различными больницами, организациями и учреждениями. Программы Бихарской школы йоги используются в настоящее время в учебных заведениях, тюрьмах, больницах, а также на промышленных предприятиях, заинтересованных в поддержании здоровья рабочих и служащих.

В программы включены одномесячные курсы по подготовке преподавателей, двухнедельный курс йогического оздоровления, а также продвинутое обучение тантрическим практикам. Особенно интересен вводный курс в *санньясу*, который дает возможность пожить некоторое время жизнью *санньясина*, не принося обетов. Однако по независимым отзывам, Бихарская школа йоги поначалу производит несколько обескураживающее впечатление, ибо очень напоминает обычный студенческий городок с административным зданием из стали и цемента и перекличкой перед началом занятий. По-видимому, это вполне приемлемо для *ашрама*, прославившегося интенсивными йогическими программами, где стремятся соединить практику с научными исследованиями.

Бихар Йога Бхарати

Бихар Йога Бхарати, расположенный в предместьях Мунгера на вершине живописного холма с восхитительным видом на Гангу, — первый в мире университет йоги, дающий комплексное образование в области йоги вплоть до ученых степеней магистра и доктора. Университет воплощает собой видение Свами Шивананды, впервые посетившее его при основании Лесной академии. Миссия по претворению зародившейся идеи в жизнь была передана им Свами Сатьянанде, но лишь в 1994 г. Свами Ниранджанананда основал Бихар Йога Бхарати. Программы предлагают четырехмесячный сертифицированный курс по йогическим наукам, годичную программу с выдачей диплома и шесть двухгодичных магистерских курсов: философия йоги, санскрит и другие индийские языки, йогическая психология, индология, прикладные йогические науки, экология. Курсы весьма интенсивные, они включают в себя экзамены, в том числе и письменные. Университет принимает всех желающих, с широким кругом интересов. Во время йогического обучения сознание студентов проникается духом *севы* (служения), *самарпаны* (посвящения) и *каруны* (милосердия).

Академические занятия неразрывно связаны с дисциплиной *ашрама*, поэтому студенты должны быть готовы к обучению, приближенному к строго йогическому. Правила и расписание для студентов и преподавателей составлены так, чтобы упростить стиль жизни и создать благоприятную атмосферу для впитывания духа йоги на тонком уровне. Разные программы предполагают разные расписания, но обычно будничный день начинается рано утром с занятий *асанами* и *пранаямой*. После завтрака отводится время для карма-йоги, занятий и лекций до обеда. Далее следует период отдыха, *йога-нидры*, медитации, карма-йоги или лекций. После чая дальнейшая программа варьируется в соответствии с курсом и составляет работу в саду или на кухне до ужина. Вечерняя программа включает *киртан* или *сатсанг*, свет выключается вечером во всех помещениях до следующего утра. Время занятий может изменяться при необходимости в связи с продолжительностью дня зимой и летом. Посещение занятий и участие в карма-йоге строго обязательно и оценивается в конце каждого семестра. В Джьотир-мандире (храме света), во время приемов пищи и по вечерам соблюдается *моуна* (полное молчание).

Шивананда-матх

Шивананда-матх был основан в 1984 г. Свами Сатьянандой в память *гуру* Свами Шивананды. Цель его создания состояла в том, чтобы вовлекать людей в процессы, позволяющие применять их творческие способности для общего блага и упрочивать связи путем проявления заботы и ответственности. Шивананда-матх не предполагает развития в людях зависимости друг от друга, напротив, он дает им шанс обрести полную свободу через очищение и личностный рост, выйти за пределы обусловленного человеческого существования, следуя завету *гуру*: «Служите, любите, даруйте, очищайте!». Шивананда-матх оказывает значительную поддержку развитию местных общин в Бихаре, помогает жителям окрестных деревень преодолевать бедность и налаживать нормальную жизнь. Спектр помощи охватывает все стороны быта, включая книги для детей, приданное для невест, пенсии для стариков, семена для посевов, рытье колодцев, ветеринарное образование, ремонт дорог, шитье одежды и т.п. Шивананда-матх незамедлительно откликается на чрезвычайные происшествия, например, были приложены немалые усилия, чтобы снабдить всем необходимым людей, оставшихся в живых после землетрясения в Гуджарате. Разрабатывается множество новых проектов в Австралийском отделении Шивананда-матха, хотя центр деятельности остается в Индии, особенно в округе Рикхиа, где находится Свами Сватьянанда.

Академия сатьянанда-йоги

Академия сатьянанда-йоги — международная организация, предназначенная для развития сатьянанда-йоги в разных странах Европы и Австралии и оказывающая поддержку всем центрам и учителям, работающим в рамках данной традиции. В течение последних тридцати лет, после пребывания Свами Ниранджананды в Европе и зарождения небольших групп практикующих во многих странах был проделан столь большой объем работы по распространению сатьянанда-йоги, что настало время объединить разрозненные движения в единую сеть. Главная роль Академии состоит в обеспечении средств и разработке способов для передачи накопленного опыта. В настоящее время действуют группы в Англии, Италии, Греции, Франции, но особое место занимает Австралия, где последователи Свами Сатьянанды стремятся реализовать его завет, данный в 1968 г., распространять йогу «от дверей к дверям, от берега до берега». В 1996 г. Свами Ниранджананда обнародовал содержание своего видения будущего сатьянанда-йоги в последующем столетии, и в символической форме оно стало эмблемой Международного движения йогического содружества. Внутри сферы расположены солнце и луна с начертанными на них *биджа-мантрами*. Светила излучают две главные энергии творения, текущие по каналам *ида* и *пингала* и встречающиеся в *Аджна-чакре*.

Истолкование йоги как таковой

Духовная жизнь: традиции и пути

В Бихарской школе йоги духовную жизнь представляют как скрытую, но разветвленную корневую систему, питающую дерево повседневной жизни. Пробуждение духа ведет к пониманию движения энергии в тонких телах и осознанному управлению жизненными процессами. Для достижения гармонии между духовной и материальной сторонами жизни необходима *садхана* — духовная практика, которая становится такой же неотъемлемой частью бытия, как еда и сон. *Карма, дхарма* и *самскара* выступают тремя составляющими любого стиля жизни, и он зависит от их состояния и соотношения. *Карма* — это действие в широком смысле, процесс эволюции на всех уровнях, вовлекающий человека в трансформацию творения. *Самскара* — это естественные склонности ума, отражающиеся на поведении и вере человека, влияющие на представление о себе самом. *Дхарма* — это разумный способ взаимодействия с окружающим миром, прямым или косвенным образом затрагивающий все

194

объекты. Самая непосредственная *дхарма* — помогать всем вокруг в развитии, а остальные действия должны опосредованно служить выполнению *дхармы*. Три основания *дхармы* составляют правильные мышление, поведение, действие. Итак, *дхарма* интерактивна, *самскара* интенциональна, а *карма* действенна, и вместе они формируют стиль жизни. Согласно ведической традиции, с учетом четырех стадий и четырех целей жизни порядки в *ашраме* призваны воплотить простоту обстановки и настрой на бескорыстное служение. Это место для вдохновения, где каждый впитывает то, что ему по душе.

Синтез в сатьянанда-йоге включает три традиции — ведическую, тантрическую и йогическую, а в рамках последней выделяются шесть видов йоги: бхакти-йога, хатха-йога, джняна-йога, карма-йога, раджа-йога, крийя-йога. Безусловно, традиционная принадлежность очерчена здесь более отчетливо, чем в шивананда-йоге, где привлекались любые коннотации, а к пурна-йоге Свами Шивананды из четырех составляющих добавлены хатха-йога и крийя-йога, которые ранее терялись среди периферийных направлений йоги. *Веданта* предполагает добродетельную жизнь и осуществление божественной природы, трансцендентная реальность которой предельно абстрактно выражена такими качествами, как *сатьям* (истина), *шивам* (милость), *сундарам* (красота). *Тантра* выступает собирательным названием широкого спектра практик, предназначенных для расширения человеческого сознания и высвобождения первичной энергии *кундалини*. Объединяющий принцип всех техник заключается в допущении возможности использовать любые проявления материального мира для достижения просветления. К общим методам *тантры* относится работа с *мантрами, янтрами, чакрами, мандалами*, а также *тапас, раджа-йога, пранаяма, шактипат* (тантрическое посвящение). *Тантра* исповедует образ жизни, в равной мере развивающий способности разума (различение и сосредоточение) и сердца (интуицию и проницательность). Однако подчеркивается, что все различные традиции *веданты* и *тантры* так или иначе связаны с йогой, которая служит основным практическим аспектом всех духовных традиций, ведет к пробуждению и реализации личной веры.

«Йога-сутры»: четыре шага к свободе

Определение йоги

При истолковании йоги как *читта вритти ниродха* Свами Сатьянанда подчеркивает, что *ниродха* означает не подавление мыслей, а полное блокирование самого источника мыслей, приводящее к существованию сознания безотносительно к телу. Если Айенгар раскрывает определение йоги как таковой на примере практики *асан*, то Свами Сатьянанда в комментарии к данной *сутре* выделяет специальный подраздел с целью установить терминологическое соответствие между кундалини-йогой и раджа-йогой. Для этого он выделяет состояния сознания и анализирует связь осознания с пробуждением *чакр* посредством подъема основной энергии. Данное отличие здесь и далее послужит ключом к сравнению стилей.

Оба комментатора пытаются возвести объяснения — внешних органов чувств в тексте Айенгара и тонких органов восприятия энергии в тексте Свами Сатьянанды — к теории трех *гун* в философии *санкхьи*, однако их выводы относительно состояния *гун* в йоге различны. Айенгар ограничивается тем, что йога как сдерживание колебания мыслей приводит к доминированию *саттвы*, но для воздержания от размышлений необходима сила воли. Причем в йогическом процессе *раджас* тоже присутствует в некоторой степени, и лишь установившаяся в результате практики глубокая тишина при полном осознании окончательно выявляет саттвическую природу *читты*. Для Свами Сатьянанды данное состояние, которое он обозначает обычным термином *экаграта* (одноточечная концентрация), не подводится в полной мере под понятие *ниродха* (устранение) в определении йоги. Вообще, йога лишь начинается в состоянии *викшипта* (преобладание *саттвы*), а предыдущие состояния *мудха* (преобладание *тамаса*) и *кшипта* (преобладание *раджаса*) к йоге никакого отношения не имеют. В итоге необходимо перейти к состоянию *тригунатита*, запредельному всем трем *гунам*, при котором сознание освобождается от всех конкретизаций и лишается «состояния» как такового.

Классификация вритти

Комментарий Свами Сатьянанды привносит дополнительные возможности осмысления *вритти* в целом, как принципа самого существования материи и сознания. Весь мир есть одна из ментальных модификаций высшего сознания, согласно «Мандукья-упанишаде», и даже *самадхи* оказывается неким «мысленным условием», требующим преодоления. Тем не менее подобная глобализация смыслового функционирования *вритти* не мешает детальному анализу разновидностей *вритти*. Патанджали рекомендует различные техники, подходящие для людей с разными типами темперамента, чтобы любой мог достичь состояния *ниродха*. Свами Сатьянанда в отличие от Айенгара подробнее останавливается на дальнейшей дифференциации каждого из пяти типов *вритти* и классифицирует их по отношению к объекту. Правильное знание соответствует истинному объекту, неверное знание обладает ложным объектом, воображение не имеет определенного объекта вообще, а в глубоком сне отсутствует само содержание сознания. Память же располагает объектами на двух уровнях — сознательном и подсознательном. В воспоминании происходит взаимодействие с вещами как существующими, так и не существующими, если бытие вообще тождественно сознанию *(сат-чит)*. Свами Сатьянанда считает единственным отличием глубокого сна от *самадхи* отсутствие самосознания — понятия «я», хотя в обеих ситуациях все *вритти* сконцентрированы вместе и энергетические процессы сливаются в один мощный поток силы. Именно на этом основании он разработал технику *йога-нидры* — «осознанного сна», которая выступает уникальной особенностью построения практики в данной школе.

Абхьяса и вайрагья

Свами Сатьянанда рассматривает *абхьясу* и *вайрагью* как два необходимых метода остановки потока *читта-вритти*, но, в отличие от большинства комментаторов, он не пытается выявить их взаимосвязь, а углубляется в построение каждого по отдельности как параллельных процессов работы с сознанием. *Абхьяса* изначально означает не просто практику, а постоянную практику, основанную на полной вере, непрерывности и продолжительности, включая множество перерождений в человеческой форме. *Вайрагья* означает свободу от *рага* и *двеша* — положительного и отрицательного отношения к внешним объектам. Воспроизведение актов прерывания страстной заинтересованности в возобновлении контактов с окружающим миром принадлежит всецело к деятельности *буддхи* и предполагает способность различения на уровне внутренних интенций, а не внешних проявлений. На низшей стадии *вайрагьи* практикующий отсекает привязанности к объектам чувств, но они остаются в тонкой форме, а на высшей стадии не остается никакой возможности вернуться к жизни, полной вожделения и отвращения. Достоверное знание *пуруши* возникает за пределами осознанного нахождения в медитации, когда исчезает даже отдаленное ощущение самости. Столь углубленное пребывание в субъективности *пуруши* освобождает от проявлений трех *гун*, составляющих *пракрити*.

Концепция Ишвары

Свами Сатьянанда подчеркивает, что Патанджали далек от религиозной веры в личного бога. В философии йоги идея бога отражает представление о полном освобождении от *кармы* и ее последствий — *кармашая,* и при всем изобилии путей йоги, прохождение каждого из них основано на концепции предания себя высшей реальности. Вселенная полна разнообразных *пуруш*, которые представляют собой особые проявления сознания, тогда как *Ишвара* есть *пуруша-вишеша*, находящийся в сфере непроявленного бытия (*авьякта*). Вся структура индийской философии, согласно Свами Сатьянанде, делится на *таттва-чинтана* (отражение высшего сознания) и *таттва-даршан* (переживание высшего сознания). Первое есть область знания, заполненная шестью философскими системами, а второе — область опыта, развиваемая посредством йоги и других практик. В доступном человеку спектре опыта невыразимый *Ишвара* обозначается слогом *Аум*, который является одновременно *мантрой* (звучанием) и *янтрой* (начертанием). Однако его нельзя считать *тантрой,* ибо изначальный слог не содержит никакого человеческого символизма, а основное отличие человека от *Ишвары* состоит именно в проявленном состоянии сознания.

Препятствия в йоге

В комментариях к *сутрам* Свами Сатьянанда нигде не упоминает *асаны*, зато уделяет большее внимание *пранаяме* при истолковании *сутры* о задержке дыхания после выдоха в качестве важного средства преодоления препятствий в йоге. *Праччхардана* (выдох) и *видхарана* (удержание дыхания снаружи) в совокупности составляют технику выполнения *маха-бандхи*. Она включает в себя три основных энергетических «замка» хатха-йоги: *джаландхара-бандху*, *уддияна-бандху* и *мула-бандху*. Только посредством практики *маха-бандхи* можно достичь полного успокоения сознания, вся деятельность которого держится на двух «опорах»: *прана* и *васана*, — и если одно из них удается устранить, то второе автоматически переходит в режим бездействия.

Свами Сатьянанда подробно останавливается на классификации типов *праны*, которая прежде всего делится на тонкую (энергия) и грубую (дыхание), затем на пять главных (*прана, апана, удана, самана, вьяна*) и пять второстепенных *пран*. Все они выполняют определенные функции в теле, перемещаясь по 72 000 *нади*, которые также описываются в связи с *чакрами*: от *Муладхары* в функции *муктатривени* до *Аджны* в функции *юктатривени*, — где *тривени* в обоих случаях означает слияние трех основных нади (*иды, пингалы* и *сушумны*). Здесь же он вводит краткое описание практики управления дыханием свара-йоги, связывая ее действие с продолжительностью человеческой жизни, а в комментарии к наблюдению за чувственным опытом добавляет технику выполнения *кхечари-мудры*. Таким образом, мы получаем совершенно особый тип практики, отличный от хатха-йоги в традиции Шри Кришнамачарьи, хотя он тоже предназначен для устранения препятствий с опорой на методы, рекомендуемые самим Патанджали.

Типология самадхи

Большинство комментаторов отождествляют понятие *самадхи* и представление о состоянии *читта-вритти-ниродха*. Свами Сатьянанда, наоборот, противопоставляет *самадхи* как цель йоги в положительном аспекте и *читта-вритти-ниродха* как определение йоги в отрицательном аспекте. В *самадхи* достигается «бесточечная точка сознания», за которой не остается никакого осознания, ибо *пуруша* находится за пределами всех пяти сфер сознания, составляющих пять оболочек человеческого существа: *аннамая, пранамая, маномая, виджнянамая* и *анандамая.* Анализируя виды *самадхи,* Свами Сатьянанда обобщает все незавершенные формы *сабиджа самадхи* как имеющие *пратьяя,* или содержание сознания, способствующее возвращению в обычное состояние сознания. Истолкования более труднодостижимой формы *асампраджнята самадхи,* данные Айенгаром и Свами Сатьянандой, существенно отличаются. В представлении Айенгара о пути самореализации *асампраджнята самадхи* выступает промежуточным состоянием между *сабиджа* и *нирбиджа* — содержательным и бессодержательным *самадхи.* Но Свами Сатьянанда подчеркивает, что даже *асампраджнята самадхи* относится к категории *сабиджа самадхи,* тогда как *нирбиджа самадхи* — не «состояние» вообще, а полная опустошенность сознания. В данном контексте *асампраджнята самадхи* обладает одновременно двумя характеристиками: устранением *пратьяи* (содержания сознания) и наличием *самскар* (возможности содержания сознания). Такое состояние наступает и ненадолго устанавливается в промежутках между различными стадиями *сабиджа самадхи* (*витарка* и *вичара, вичара* и *ананда* и т. д.) в качестве *лайя* — «отдыха» от присутствия избранного типа символизма в процессе созерцания. В любом *самадхи* есть некий паттерн, и подобные программы сменяют друг друга, а *асампраджнята самадхи* близко по смыслу к *ниродха* и потенциально позволяет перейти к более глубокой концентрации или вернуться к предыдущему уровню сосредоточения. Так, в *витарка самадхи* присутствует «супраментальный паттерн» сознания, в *вичара самадхи* — «созерцательный паттерн» и т. д.

Примечательно, что все *сутры,* интересовавшие Айенгара исключительно с позиции преодоления «изоляции» сознания, ведущей к застою в процессе практики, Свами Сатьянанда относит к описанию *асампраджнята самадхи,* добавляя это определение в скобках при переводе. Такой ход делает его дальнейший комментарий настолько отличным от айенгаровского, что становится довольно трудно найти основание для сравнения в самих *сутрах.* Однако вполне явно другое отличие: на вопрос, можно ли посредством практик, описанных в

«Самадхи-паде» достичь состояния *самадхи*, Свами Сатьянанда отвечает однозначно: нет! С их помощью можно лишь развить физическую и духовную силу, необходимую для вхождения в *самадхи*, где практикующий полностью владеет именем, формой и самим объектом, обозначенным этим именем. Свами Сатьянанда использует в качестве синонимов слова *самадхи* и *самапатти*, причем значение второго уточняется как «полное принятие» — подобно тому, как океан вмещает всю воду, и именно в таком смысле *самапатти* дифференцировано. Возможность прогресса объясняется посредством смены состояний сознания при наличии множества *пуруш*, каждый из которых действует в пределах конкретной формы сознания: состояние длится до определенного момента, когда предыдущий *пуруша* прекращает свою деятельность, и другой *пуруша* занимает его место, чтобы вести практикующего дальше. Речь идет не о внешней «одержимости», а о внутренней смене самоопределения субъективности *пуруши* как такового, сравнимой с тем, как человек с возрастом становится иным, оставаясь тем же самым. Каждому состоянию соответствует неповторимая сфера, или иной «мир» — *лока*. Практикующий продвигается к конечной цели, пересекая миры, созданные благодаря присутствию *пуруш* на разных уровнях осознания.

Понятие *шунья*, передающее просто «пустоту», выполняет структурообразующую функцию в комментарии Свами Сатьянанды к последним *сутрам* «Самадхи-пады» и позволяет ему привести все остальные понятия в стройную систему относительно положительного результата *ниродха* — наличия пустоты. *Вритти*, составляющие содержание памяти, отличны от прошлых впечатлений подобно тому, как ум отличен от мозга. Память, очищенная посредством *садханы*, превращается в пустую форму — *сварупашунья*, и тогда ум и память становятся нераздельны, позволяя йогу пережить моментальный опыт пустоты. В этом особом состоянии присутствует изначальная вибрация очень высокой частоты, с которой начинается творение Вселенной — *ритам*. Состояние *шуньи* является не статическим, а динамическим — трансцендентным «сверхзвуковым» покоем, чем объясняется также связь *самскары* и *биджи*. Именно вибрация, предшествующая творению, заложена в основании *самскары* — динамического состояния сверхсознания, залегающего в глубине *биджи* — семени памяти, которое пробуждается при осознании.

Прояснение «Хатха-йога-прадипики»

Комментарии к «Хатха-йога-прадипике» Сватмарамы, выполненные Свами Муктибодхананадой под руководством Свами Сатьянанды, открываются истолкованием смысла практики хатха-йоги в соответствии с объяснениями учителя. Термин *прадипика* означает «само-прояснение» или «нечто проясняющее», и основное отличие от йоги Патанджали состоит в порядке практики. Так, в аштанга-йоге первые две ступени служат подготовкой к практике *асан* и *пранаям*, не говоря уже о более высоких ступенях, тогда как Сватмарама, следуя традиции *натхов*, утверждает необходимость подготовить тело и сознание к практике *ямы* и *ниямы*. Самоконтроль и самодисциплина должны начинаться с глубинного очищения физического тела, создающего равновесие в протекании процессов в тонком теле. Второе отличие выражается через систему *чакр*: хатха-йога производит процесс подъема *кундалини* по *сушумне* вплоть до *сахасрары*, и только медитативная работа на высшем уровне в пределах энергетической системы человека относится к собственно йоге. Третье отличие состоит в опосредовании контроля над *читта-вритти*, выступающего целью раджа-йоги, контролем над *прана-вритти* в хатха-йоге. В целом, хатха-йога признается первичным этапом в практике тантры, кундалини-йоги, раджа-йоги и крийя-йоги — причем, не столько «подготовкой» к ним, сколько их существенным основанием, общим корнем.

Адвайта-веданта Ади Шанкарачарьи

Поскольку в Бихарской школе йоге уделяют большое внимание продолжению традиции *дашанами-санньясы*, значительное место занимает изучение биографии и трудов Шри Шанкарачарьи. Так, книга Свами Ниранджанананды «Санньяса-даршан» включает курс лекций, прочинанный в Мунгере в 1991 г. По его убеждению, орден *санньясы* был основан Шри Шанкарачарьей для того, чтобы распространять философию *адвайты*, которая изначально была известна как «лесная философия». Такое название она получила потому, что считалась священной, и мирским людям было непозволительно раскрывать ее смысл, доступный лишь практикующим отшельникам. Западные ученые находят доктрину Шри Шанкарачарьи самопротиворечивой, поскольку он исповедовал недвойственность (*а-двайта*) веданты и в то же время совершал обряды богопочитания в храмах Шивы. Другие западные критики, обращаясь к адвайтической концепции *майи*, согласно которой мир — «ловушка заблуждения», считают изначальные представления о мире в *упанишадах* более «оптимистичными». Однако сам Свами Сатьянанда подчеркивал, что Шри Шанкарачарья написал множество комментариев на *упанишады* и другие священные трактаты и был прекрасно осведомлен об их принципах. Свами Нираджнананда тоже отмечает, что Шри Шанкарачарья намеренно реформировал древнее индуистское учение *санатана-дхармы*, придав ему более простую и логичную форму, понятную всем людям. Смысл *санньясы* — отречение от желаний, составляющее достижение чистой мысли, когда все помыслы устремлены к Богу, без помощи которого ничто не достижимо.

Особенности построения практики

Сатьянанда-йога — система, включающая в себя практики, ведущие происхождение из древних источников, которые используются традиционным путем. *Асаны* — для уравновешивания тела и ума посредством работы над физическим телом; *пранаямы* — для работы с энергетическим телом, медитации — для успокоения и сосредоточения сознания. Подход Свами Сатьянанды предполагает целостное развитие личности, а не только тела, причем изменения происходят естественным образом вследствие регулярной практики йоги, а не путем форсированного воздействия разум и тело с целью раздвинуть границы их возможностей. *Антар-моуна, аджапа-джапа* и *тратака* составляют три основные медитационные техники сатьянанда-йоги. *Антар-моуна* имеет дело с активностью сознательных процессов в уме, включая создание, видоизменение и обретение окончательного контроля над деятельностью мышления. *Аджапа-джапа* — практика повторения *мантры* в сочетание с пробуждением «психического дыхания», причем здесь может использоваться как *мантра*, полученная от *гуру*, так и универсальная мантра *«со-хам»*. *Тратака* предполагает длительное смотрение в одну точку, как правило, на пламя свечи, с целью достичь успокоения и сосредоточения ума. Подробно эти техники изложены в книгах «Медитация в тантре» и «Дхарана-даршана».

Полностью система практики хатха-йоги описана Свами Сатьянандой в книге «Асана. Пранаяма. Мудра. Бандха», где объясняются также и очистительные техники *шат-кармы*. Среди древних ведических практик для очищения Свами Сатьянанда владел, например, *панчагни-садханой*. *Мудры* определяются как жесты, связывающие личную *прану* с универсальной силой, а *бандхи* — как «замки» для запирания *праны* в определенных частях тела и перенаправления ее потоков с целью духовного пробуждения. *Асаны* признаются средством для достижения высших состояний пробуждения сознания, интеграции грубого и тонкого тел и гармонизации их взаимодействия в едином процессе самореализации. Особое внимание на начальном этапе уделяется серии *паван-муктасана*. Под *пранаямой* понимается не просто управление процессом дыхания, а средство накопления витальной энергии, или жизненной силы, необходимой для получения любого опыта, — как мирского, так и духовного. *Пранаяма* позволяет гармонизировать праническое тело, представляющее собой сеть каналов, по которым энергия перемещается по телу, а также служит подготовительной практикой для раскрытия *чакр*. В прошлом *пранаяме* обучали немногих учеников на высших стадиях практики, тогда как Свами Сатьянанда сделал ее частью повседневной *садханы*, и его разработки в данном направлении, изложенные в книге «Прана. Пранаяма. Прана-видья», используются во многих школах йоги.

Кундалини-тантра — «живая философия»

Практики, разработанные Свами Сатьянандой, базируются не только на древних текстах по *тантре* и йоге, но и на современных научных исследованиях в области анатомии, физиологии и психологии. Согласно *тантре*, пробуждение *Шакти*, или энергии, есть необходимый шаг для трансформации *Шивы*, или сознания. Свами Сатьянанда рассматривает физическое тело как «кладезь пранической энергии», а *асаны, пранаяму, мудры* и *бандхи* — как способы подключения к этому источнику энергии. Понимание, как взаимодействуют энергия и сознание, необходимо для того, чтобы не просто пробудить *кундалини*, но и провести ее по всем *чакрам* вплоть до обители высшего разума — *сахасрары*. В *ашраме* царит суровый дух самоограничения, самоотдачи и самоконтроля, занятия идут практически непрерывно, а ученики сосредоточены на изучении функционирования тонкого тела и практиках, вносящих необходимые изменения в его функции. *Асаны* здесь практикуются по минимуму, и прибывшим в *ашрам* приверженцам хатха-йоги даже трудно выкроить для них время. Техники *тантры* «левой руки» с применением сексуальных взаимодействий непосредственно в *ашраме* не используются вовсе, хотя Свами Сатьянанда и описывает их глубинный смысл в книгах по *тантре*.

Таттва-шуддхи — внутреннее очищение

Таттва-шуддхи является практикой тантрической науки и не имеет ничего общего с религией. Данная динамическая форма медитации и самопознания предназначена для очищения и преобразования тонких элементов, составляющих тело и ум. В отличие от пассивной медитации, она требует абстрактной ментальной активности для поддержания спонтанной концентрации через погружение ума в обширный потенциал яркого воображения. В практике *таттва-шуддхи* внутреннее сознание вовлекается в создание *таттва-янтр* (геометрических диаграмм элементов), *папа-пуруши* (греховного человека) и *мандалы прана-шакти* (формы созидательной энергии). Добиваясь ментального и психического осознания элементов тела и соответствующих им *янтр*, практикующий наблюдает процесс возникновения одной *янтры* из другой и вступает в более тонкие слои существования. Открыв внутри себя вселенскую энергию, он использует ее для устранения нарушений внутреннего равновесия, воссоздавая в уме элементы физического тела в обратном порядке. Практика достигает наивысшей точки в видении *прана-шакти*, которая, действуя через *таттвы, кармендрии* и *джнянендрии*, дает возможность проявиться знанию и деятельности, и поэтому заслуживает почитания. В завершение практики осуществляется прикладывание *бхасмы* или пепла. *Таттва-шуддхи* определяется как «совершенствующее ощущение сущности, которая вызывает чувство существования».

Основные положения *тантры* очевидны в практике *таттва-шуддхи*. Во-первых, это *упасана*, или почитание принципа космической энергии — *прана-шакти*, которая дает рождение телу и уму. Поклонение *шакти* считается непременной частью тантрической *упасаны*, кроме того, традиционная практика *таттва-шуддхи* включает в себя как внешние ритуалы, сопровождающие акт поклонения, так и внутреннюю позицию почтения по отношению к высшей реальности. Во-вторых, здесь используются основные инструменты *тантры*: *янтра, мандала* и *мантра*, которые развивают целенаправленную концентрацию. *Таттва-шуддхи* может использоваться как помощь для медитации и продвинутой эзотерической практики и как совершенная *садхана* сама по себе. Хотя цель практики чисто духовная, она позволяет достичь благ во всех сферах существования. В системе йоги *таттва-шуддхи* выступает как стадия *дхараны*, и необходимо прежде всего уметь направлять ум вовнутрь, поэтому практикующий должен предварительно освоить *пратьяхару* (отстранение чувств) через *пранаяму* или *тратаку*. Практика требует основательного знания расположения *чакр* в теле, восходящего или нисходящего путей *праны* в *сушумне* и необходимой йогической терминологии.

Вама-марга и дакшина-марга

В фундаментальном пособии по *кундалини-тантре* Свами Сатьянанда отводит всего несколько страниц для изложения принципов *тантры* «левой руки», объясняя свою позицию. Практика *майтхуны* оказывается одним из самых легких способов пробуждения *кундалини* и *сушумны*, потому что включает в себя привычное для всех действие. И все-таки не все готовы следовать этим «легким» путем, ибо *майтхуна* — не сексуальное наслаждение, хотя внешне они похожи. Свами Сатьянанда выделяет два основных отличия *тантры* от сексуальных отношений: независимость и невовлеченность. Во взаимоотношениях между мужем и женой присутствует чувство собственности, а в *тантре* каждый партнер независим. Другая особенность тантрической *садханы* — развитие бесстрастия.

Сознание мужчины должно быть подобно сознанию *брахмачарина*, свободного от страсти, которая обычно возникает в присутствии женщины.

Прежде чем приступить к *майтхуне*, оба партнера должны быть очищены от всякой скверны как внешне, так и внутренне. Это требование *тантры* чрезвычайно трудно понять обычному человеку, который под сексуальным взаимодействием привык понимать исход страсти, душевную привязанность или средство деторождения. Чтобы освободиться от инстинктивных побуждений и встать на путь *вама-марги*, необходимо долгие годы следовать по пути *дакшина-марги*. Тантрический путь в целом предназначен для трезво мыслящих людей, которые относятся к энергии как средству достижения *самадхи*, высшего духовного пробуждения. Иначе, как совершенно серьезно предостерегает Свами Сатьянанда, эта энергия превратится в средство их гибели.

Лайя-йога — концентрация на чакрах

Первая лекция по лайя-йоге, прочитанная студентам Свами Сатьянандой, относится к 1968 г., когда главной целью было развеять неверные представления об этой практике. *Лайя* означает «растворение» или «таяние», отсюда возникает вопрос, чем *лайя* отличается от *самадхи*. С одной стороны, во всякой практике происходит «растворение» низших состояний сознания в высших, поэтому любая йога приводит к *лайе*. С другой стороны, лайя-йога сама по себе остается отдельным видом йоги, и именно в этом качестве она нуждается в истолковании. Высшее сознание является целью индивидуального осознания, которая должна быть достигнута без потери самосознания, однако в практике лайя-йоги прекращаются все контакты с внешними и внутренними объектами, причем не посредством трансцендирования, а путем «отступления» от них. Мозг и нервная система, а также все центры сознания в теле вступают в состояние бессознательности осознано, с сохранением полного контроля над процессами растворения сознания.

Технически лайя-йога соответствует кундалини-йоге, ибо предполагает последовательное проведение кундалини по *сушумне* от низшей до высшей *чакры*. Лайя-йога требует ускоренного волевого давления на сознание и должна выполняться под руководством учителя, после подготовки средствами хатха-йоги. Свами Сатьянанда подчеркивает, что он не имеет в виду *асаны* и *пранаямы*, ибо классическая хатха-йога состоит из серии очистительных техник, восстанавливающих равновесие между симпатическим и парасимпатическим отделами нервной системы, тогда как *асаны* и *пранаямы* образуют часть *тантры*. Таким образом, хатха-йога состоит из шести систем, известных как *шат-карма*, и самой важной для лайя-йоги является *наули*. Примечательно, что Свами Сатьянанда обучал лайя-йоге только мирских учеников, вступивших в брак, объясняя это особенностями гормонального обмена.

Свара-йога — гармонизация дыхания

Свами Сатьянанда подводит под понятие свара-йоги практически всю практику *пранаямы* в целом, хотя в более узком смысле этот термин относится к выравниванию потоков воздуха в обеих ноздрях. Дыхание изменяется в соответствии с обстоятельствами, и состояние тела и сознания можно оценивать по таким характеристикам, как длина дыхания и преобладание потока воздуха через ту или иную ноздрю. Согласно свара-йоге, этот поток меняется приблизительно через час: когда он проходит через левую ноздрю, активизируется *ида-нади* («лунный» поток слева от позвоночника), а когда через правую — *пингала-нади* («солнечный» поток справа от позвоночника). Если потоки воздуха в обеих ноздрях одинаковы, то потоки *праны* в обеих *нади* также выравниваются. В таком случае *прана* начинает течь по важнейшей *нади* энергетического тела — *сушумне* («нейтральный» поток внутри позвоночника), и практикующий получает возможность достичь состояния глубокой концентрации, чтобы реализовать высшие ступени медитации. Кроме того, важно замедлить дыхание в целом для достижения контроля над потоком *праны*.

Йога-нидра — «йогический сон»

Йога нидра — уникальная технология Бихарской школы, разработанная Свами Сатьянандой после того, как он обратил внимание на свою способность воспроизвести учение Свами Шивананды, которое давалось другим ученикам, пока он спал после ночных бдений. В окончательном варианте *йога-нидра* —

это особый вид неподвижной медитации, во время которой последовательно расслабляется все тело, и осознание отвлекается от внешнего мира. В системе аштанга-йоги данная практика соответствует этапу *пратьяхары*. В расслабленном состоянии разум обретает способность избавиться от ненужных тенденций и восприимчивость к интуитивной информации из области бессознательного. Разум может использовать *йога-нидру* для решения проблем и достижения совершенства в любой области. Сама техника очень проста: практикующий лежит в *шавасане* (позе трупа) и сканирует вниманием изнутри все тело в указанном порядке, сосредоточивая сознание на расслаблении соответствующих мышц. В конце концов, он обретает способность воспринимать все тело в целом на глубинном уровне и наблюдать за ним, сохраняя полный контроль над самой деятельностью наблюдения.

Глава 8.
Малоизвестные традиции

Безусловно, малоизвестных традиций и школ хатха-йоги намного больше, чем известных, но важны только те, которые действительно обладают характерными чертами и длительной преемственностью. Другими словами, несмотря на неизвестность на Западе, они все же представляют собой устойчивую систему в самой Индии. В рамках этого раздела можно выделить еще одну специфическую категорию передачи техник хатха-йоги, возникшую в последнее время — институты, дающие «йогическое образование» с выдачей дипломов вплоть до ученой докторской степени. Среди них заслуженной популярностью пользуются Кайвалья-дхам в Лонавле, неподалеку от Пуны, и Институт им. Вивекананды возле Бангалора (Южная Индия). В них готовят инструкторов по йоге, причем поступать туда могут как индийцы, так и иностранцы. Также весьма примечателен центр возрождения южно-индийской культуры — Ананда-ашрам в Пондичерри, основанный Свами Гитанандой, включающий Международный центр обучения и исследования йоги, где в аштанга-йогу вводятся уникальные методы *крийя*-терапии. Но основатели названных институтов не были прямыми продолжателями какой-то устойчивой традиции, а интегрировали в собственный подход техники, полученные от многих учителей. Так, среди наставников Кувалаянанды, основателя Кайвалья-дхам, много авторитетных личностей, хотя своим *гуру* он признавал Парамахамсу Мадхавадаса. Однако главным продолжателем традиции этого *гуру* следует считать Шри Йогендру, основателя института йоги в Бомбее, на истории которого мы остановимся, наряду со школой Дхирендры Брахмачари.

Школа Дхирендры Брахмачари

Традиция Шри Дхирендры Брахмачари малоизвестна на Западе, ибо он сам предпочитал учить йоге на родине и выезжал за рубеж лишь с редкими визитами, но неизменно посылал своих учеников в разные места Индии. В России об этой школе можно судить лишь по его книге «Йога-сукшма-вьяяма», а также благодаря краткому визиту Бал Мукунд Сингха в Москву и Санкт-Петербург, организованному Аштанга Йога Центром, где отдельные инструкторы используют элементы этого стиля. В остальном, мы имеем лишь обрывочные сведения из кратких статей и интервью. Дело не только в невнимании русских практикующих к этому стилю, но и в недостатке первоисточников: полулегендарный основатель данной традиции вообще не занимался литературным трудом. Шри Дхирендра написал всего три книги, причем последняя рукопись «Мудра и пранаяма» до сих пор хранится в его архиве, опечатанном индийским правительством после его безвременного ухода, и никогда не издавалась даже на английском языке. Ценность ее, независимо от степени доработанности, велика, и опубликование могло бы многое прояснить не только в истории, но и в практике йоги.

Линия преемственности

Шри Махариши Картикейя

Великий святой Шри Махариши Картикейя родился в середине XVII века в брахманской семье в штате Уттар-Прадеш (Северная Индия). В детстве он отличался достойным поведением, бегло читал на санскрите и обладал способностью предвидения. После завершения ученичества он отправился в Гималаи, где провел долгие годы в отшельничестве и скитаниях. Образ бога Бадринараяна в одном из лесных святилищ вдохновил его посвятить жизнь служению человечеству. Глубокие философские познания, владение тайными йогическими техниками и безграничная любовь к людям способствовали выполнению миссии. Махариши Картикейя объездил всю Индию и повсюду облегчал методами йоги страдания множества людей и служил для них источником вдохновения к освобождению. Где бы он ни появлялся ненадолго, огромные толпы народа стекались к нему, чтобы увидеть хотя бы мельком. Прожив в непрерывном служении более трехсот лет, в 1953 г. он вошел в *махасамадхи*, сидя в *сиддхасане* перед собранием народа на берегу священной реки Сарайю — месте рождения Рамы.

Шри Дхирендра Брахмачари

Шри Дхирендре Брахмачари удалось встретиться с Махариши Картикейей в штате Бихар и привлечь к себе его внимание. Обнаружив в Шри Дхирендре готовность встать на путь йоги, Махариши Картикейя посвятил его в секреты йоги, известные ранее только в устной передаче, и велел ему распространять их среди людей. Эти техники были неоднократно проверены как наилучшие средства против якобы неизлечимых болезней. При поддержке индийского правительства несколько сотен учителей прошли обучение под руководством Шри Дхирендры, чтобы преподавать йогу в школах. Однако Вишваятан Йога Ашрам был закрыт в начале 1990-х гг., когда в Кашмире начались военные действия. Шри Дхирендра, как мы отмечали, написал всего лишь три книги: «Йога-сукшма-вьяяма», «Йогасана-виджняна» и «Мудра и пранаяма», причем последняя до сих пор опубликована. После смерти Шри Дхирендры его школа продолжает существование в форме основанного индийским правительством Национального института йоги им. Морарджи Десаи в столице Дели. Обучение в институте вполне доступно, и там побывали уже многие русские инструктора и практикующие.

Бал Мукунд Сингх

Бал Мукунд Сингх начал практиковать йогу в возрасте двадцати трех лет, а ранее работал ассистентом в химической лаборатории, где у него разболелась носоглотка. Из-за плохого самочувствия он специально переехал в Дели, чтобы обучаться йоге под руководством Шри Дхирендры Брахмачари, а пройдя курс подготовки учителей, стал преподавать йогу. В начале восьмидисятых годов прошлого века он работал инструктором йоги в кашмирском Вишваятан Йога Ашраме. Впоследствии он долгие годы искал йогов по всей Индии, но, по его признанию, так и не встретил никого лучше собственного *гуру*. Сейчас ему немногим более пятидесяти лет, и он является ведущим преподавателем в Национальном институте йоги им. Морарджи Десаи. Понимая йогу как единство, он считает, что ее можно использовать в разных направлениях: и как философию, и как терапию, и как спорт. Изданные им две-три книги содержат мало текста, а представляют собой скорее альбомы с фотографиями в *асанах*. Тем не менее, он не забывает об основной цели йоги, утверждая: «Если вы будете выполнять *асану* правильно, то сможете достичь *самадхи*».

Особенности построения практики

Шри Дхирендра Брахмачари считал, что йога предназначена для обычных людей, ведущих нормальный образ жизни, и никогда не претендовал на объяснение конечного смысла жизни. Цель йоги состоит лишь в совершенствовании разума, способного постичь действительность и познать самого себя, используя восемь ступеней, изложенных в *сутрах* Патанджали. Таким образом, *самадхи* в подобном истолковании предстает лишь некоей ментальной функцией, и даже молитва о благоденствии мира содержит прошение: «О Верховный Господь! Своей милостью ниспошли нам дар правильного мышления». Хотя *пранаяме* придается большое значение как способу воздействия на тонкие тела, все они в целом названы «астральным» телом в дополнение к «физическому», из чего легко заключить, что тонкая анатомия в данной школе почти не рассматривается.

Самое главное — в данной традиции уделяется большое внимание очистительным *крийям*, причем не только на начальном этапе, но и в процессе практики. Помимо *шат-кармы* здесь разработано предостаточно различных простых процедур. Характерно также внимательное отношение к состоянию *набхи-чакры*, находящейся в области пупка, что предполагает особые методы диагностики и коррекции его положения. Собственно практика хатха-йоги как работы с физическим телом делится на два уровня: *сукшма-вьяяма* и *стхула-вьяяма* — «тонкие» и «грубые» упражнения соответственно. В наиболее распространенной интерпретации к первому уровню относятся совсем простые телодвижения, которые требуют лишь незначительных физических усилий и служат подготовкой к практике *асан*. Большинство из них называются *викасака* —

«растяжки». На втором уровне выполняются более сложные упражнения, которые развивают мускулатуру и помогают восстановить правильные пропорции тела, если они были нарушены. Однако практика *сукшма-вьяяма* имеет и более глубокий смысл: при правильном подходе она оказывает глубинное воздействие на тонкие тела и способствует пробуждению *кундалини*.

Школа Шри Йогендры

В настоящее время школа Шри Йогендры на социальном уровне представлена Институтом йоги, который расположен в Бомбее. Здесь разработано много образовательных программ, проводятся исследования в области йоги, выпускается журнал, издаются книги, также есть библиотека и комнаты для проживания студентов. Руководит институтом доктор философии Джеядева Йогендра, который является также редактором и преподавателем. Его философские лекции посещают не только студенты, но и многие представители интеллектуальной среды Бомбея, ибо все темы посвящены возрождению классических идеалов йоги в историческом контексте и с использованием возможностей современной жизни. За эти годы в институте проведены исследования болезней сердца и гипертонии, дыхательных нарушений, диабета и ортопедических проблем. При поддержке опытных инструкторов йоги и врачей многие люди смогли вернуть себе здоровье и с помощью разумного сочетания философии и практики преобразовать жизнь.

Линия преемственности

В начале XX столетия стало возникать множество академических учреждений, посвященных обучению йоге, и среди них Институт йоги оказался самым первым. Он был основан в 1918 г. Шри Йогендрой, получившим традиционное йогическое «образование»: он оставил семью, будучи еще подростком, чтобы следовать за своим *гуру* Парамахамсой Мадхавадасом (1798–1921), жизнь которого малоизвестна. Впоследствии учитель поручил Шри Йогендре как лучшему ученику распространять йогу повсеместно, и вскоре его мудрость была признана в Индии и за ее пределами. Всю жизнь он упорно трудился, чтобы доказать научность практических методов йоги и логическую истинность ее философии. Именно Шри Йогендре, по мнению многочисленных последователей, принадлежит заслуга возрождения идеалов классической йоги, очищения их от ложных истолкований, наслаивавшихся столетиями со времен Патанджали, первооснователя классической йоги.

Ситадеви, супруга Шри Йогендры, стала первой женщиной, которая начала практиковать йогу после длительного периода, когда женщинам это запрещалось. Она вступила в брак в 1927 г., и после двух лет изучения йоги стала секретарем Института, а позже возглавила «женское отделение». Ситадеви публиковала статьи в журнале, а также выпустила книгу по упрощенной йоге для женщин, которая была признана во всем мире как первая авторитетная книга по йоге для женщин, написанная женщиной, и переведена на несколько языков. Будучи женой йога, она постоянно выдерживала суровую критику сторонников *брахмачарьи* (целомудрия) и *вайрагьи* (отречения), ей пришлось также отстаивать право женщины на изучение священных текстов и приложить немало усилий к развенчанию мифа о неспособности женщин к достижению *мокши* (освобождения). К сожалению, вклад ее в освобождение индийской женщины от многовековых запретов был недостаточно оценен современниками, и сейчас имя Ситадеви незнакомо почти никому, кроме студентов института.

Особенности построения практикиПовышенное внимание к гигиеническим процедурам в данной традиции вовсе не означает полного сведения йоги к прикладной йога-терапии, ибо сама болезнь рассматривается здесь как «физиологический грех». Жизнь йога представлена как целостный сбалансированный физиологический процесс, в идеале способствующий поддержанию «вечной молодости», хотя он сам относится к старости и смерти спокойно и даже безразлично. Стремление к чистоте включает также и психическую дисциплину, создавая обстановку, в которой полностью реализуется высшая цель йоги — *кайвалья*, или ощущение Единства и вхождение в состояние беспредельного сознания. Гигиена есть необходимейшее предварительное условие для высших достижений в йоге. Тщательное очищение (*шауча*), или удаление загрязнения (*мала-шуддхи*), — это строго соблюдаемый священный ритуал, в процессе которого каждая часть тела ежедневно получает должное внимание «изнутри», а не просто механически приводится в порядок. Тем не менее, *асаны* и *пранаямы*, наряду с *крийями*, классифицированы здесь в соответствии с их очистительными эффектами и влиянием на определенные органы, и «бессмертие» по хатха-йоге поставлено на научную основу.

Заключение. Хатха-йога: практическая философия

Самый общий вывод из проведенного исследования, отвечающий на вопрос об отношении хатха-йоги к философии, можно сформулировать предельно абстрактно в двух умозаключениях. Хатха-йога — это не просто часть йоги, но и вполне самодостаточное средство реализации основной цели йоги, то есть йога сама по себе. Йога — это не просто система индийской философии, но и универсальное средство работы с сознанием, вводимое в той или иной форме в любую систему индийской философии, то есть философия сама по себе. Итак, хатха-йога есть философия, которая в западном смысле ближе к «практической философии» — сфере, где деятельность воли преобладает над деятельностью разума, или «философии тела» — сфере рефлексии, где самосознание опосредствовано намеренной трансформацией телесных функций, хотя иногда индуистскую йогу, подобно буддийской, пытаются отождествить с феноменологией. Однако поскольку в данной книге заведомо не предполагалось проведение параллелей с парадигмами западной философии, мы остановимся на открывающейся возможности подобных сравнений лишь вкратце, сосредоточившись в основном на соотношении философии и практики непосредственно в индийской философии.

Главное внимание следует уделять методологии, которая в «чистой» философии предполагает последовательное устранение из мышления всех объектов, приводящее к «мышлению мышления» в качестве констатации бытия как такового. Соответственно, методология в хатха-йоге требует последовательного устранения из всех *кош* (тел разной степени «тонкости») всех *самскар* (ранее объективизированных внешних впечатлений), приводящее к самосознанию, которое также выступает в качестве констатации бытия как такового. Если в первом случае тело попадает в число объектов мышления, подлежащих устранению, то во втором случае оно само попадает в сферу сознания, подлежащую очищению. Важнейшее отличие хатха-йоги от «физической культуры», которая имеет свою рассудочную методологию, ориентированную на нужды поддержания здоровья тела, состоит в изначально заданной конечной цели — *самадхи*, после достижения которой поддержание не только здоровья тела, но и его существования вообще теряет всякий смысл в рамках реализации данной личности и впредь может представлять ценность лишь для выполнения миссии работы с другими носителями сознания. Таким образом, хатха-йога есть разумная система практических методов воздействия на состояние сознания путем трансформации состояний тела, иными словами, система рефлексивная.

Эсхатология тела в спектре научных выводов

Место системы йоги в «историях философии»

Прежде чем перейти к выводам, вытекающим из герменевтического исследования корпуса текстов современных школ хатха-йоги, следует обратиться к известным попыткам сделать общие выводы о месте йоги среди философских систем, предпринятым историками индийской философии в течение последнего столетия. Как отмечается во введении к одному из таких изданий, когда в современной Индии появился ряд трудов, посвященных древнеиндийской философии, их авторов объединяло общее стремление выступить против извращения систем индийской философии «реакционными философами», подчеркнуть широкий круг ее проблем и национальные особенности ее развития. Под определение «реакционных философов» в то время можно было подвести едва ли не всех западных философов, включая Гегеля с его общепризнанным ныне недопониманием этих особенностей. Наши выводы с неизбежностью оказываются не только результатом данного исследования, но и следствием восприятия усилий индийских философов, развивающих общую тенденцию «реабилитации» всех индийских философских систем в культурном контексте.

В «Индийской философии» С. Радхакришнана, увидевшей свет в 1926 г., встречаются достаточно показательные объяснения философии йоги в целом. Так, он вполне признает, что посредством переделки психической организации йога позволяет достигнуть более высокой ступени сознания, выходящей за пределы, установленные для обычного человеческого опыта. Многие, знакомые с системой йоги, уже тогда соглашались с ее необходимостью для коррекции умонастроения, слишком отягощенного внешними вещами и удаленного от истинной жизни духа. Йогическая истина, по Радхакришнану, может быть достигнута постоянным удалением сознания как от внешних действий, так и от внутренних процессов. Относительно *асан* хатха-йоги автору пришлось привести курьезное разъяснение, а именно: когда западный критик уверяет читателей в том, что индийские философы думают, что сидеть, поджав ноги, и созерцать собственный пуп — это лучший способ проникать в глубины Вселенной, подразумевается одна из поз йоги. Однако само развитие хатха-йоги в то время не позволяло Радхакришнану пойти дальше в определении ее целей, и он остановился на неприемлемом ныне постулате:

«Хатха-йога ставит целью совершенствование телесного организма, освобождая его от склонности к усталости и приостанавливая его тенденцию к разрушению и старению».

Подобное отношение к хатха-йоге внушал западной аудитории и Свами Вивекананда в своих первых лекциях в Нью-Йорке еще в 1894 г. Если о йоге он высказывается как о всеобъемлющей философской методологии, то хатха-йогу он исключает из спектра философских средств. Все ортодоксальные системы индийской философии имеют одну цель — освобождение души через ее совершенствование, и именно целостный метод совершенствования Свами Вивекананда называл йогой. Такое понятие чрезвычайно емкое, однако в той или иной форме оно составляет непременную часть как *санкхьи*, так и *веданты*. Он подчеркивал, что все другие философы, хотя и расходятся с Патанджали в некоторых тонкостях, тем не менее, как правило, признают действенность практических методов. Свами Вивекананда не избегал сравнений с западной философией, но настаивал на ее ограниченности. Кант убедительно доказал, что человек не в силах заглянуть за мощную стену, именуемую разумом, однако индийская мысль исходит именно из этой точки и отыскивает нечто, превосходящее разум, в чем содержится единственное объяснение смысла земной жизни. Постоянно подчеркивая, насколько связаны ум и тело, Свами Вивекананда все же не признавал хатха-йогу в качестве философии йоги и считал, что ее предметом является только физическое тело, сильно укрепляющееся в результате упражнений. Однако его контраргумент «мое тело принадлежит мне, а не я — моему телу» принят всеми современными школами хатха-йоги.

Почти в той же мере «апологией» йоги как философской системы пришлось выступить труду С. Чаттерджи и Д. Датты «Индийская философия» в 1939 г. Так, после всестороннего рассмотрения положений йоги Патанджали авторы отмечали в заключении, что недоброжелательному критику йога может показаться не столько системой философии, сколько школой мистицизма и магии. Понимание философией йоги самости как трансцендентного субъекта, совершенно отличного от тела, ума и эго, очень далеко от здравого смысла и обычного психологического понимания. Однако они старались обратить внимание читателей, что учение йоги о самопознании имеет основу в метафизике *санкхьи*, которая обосновывает реальность самости как метафизического и вечного начала сознания. Проблески более глубокой реальности авторы усматривали не только в откровениях пророков и святых различных стран, но и в трудах таких великих философов, как Аристотель и Гегель. Но хотя школа психоанализа к тому времени внесла большой вклад в область познания темных сторон психической жизни, скрытых от обычного взора, авторы настаивали, что йога в этом отношении идет еще дальше, формулируя некоторые практические методы очищения и самоконтроля для осознания истинной самости. Однако мы по-прежнему встречаем краткие и весьма «умеренные» заявления об *асанах*:

«Дисциплина тела столь же необходима для достижения сосредоточения, как и дисциплина ума... Йога устанавливает детально разработанные правила для поддержания здоровья тела и делает его удобным средством сосредоточения мысли».

Хатха-йога как самодостаточное самосознание

Можно предусмотреть еще одно существенное возражение, способное опрокинуть все построения, предназначенные для возведения оснований хатха-йоги к принципам систематического философствования. Оно исходит из аргумента от исторической реальности, приводимого в «Энциклопедии йоги» такого современного авторитета, как Г. Фёрштайн. Считается, что все школы хатха-йоги зародились в лоне тантризма, откуда в средневековой Индии исходило новое отношение к человеческому телу и телесному существованию вообще. Тантрических наставников вдохновляла идея создания преображенного тела, которое они называли «алмазным» (*ваджра*) или «божественным» (*дайва*), сотворенным не из плоти, а из бессмертной субстанции, или света. В итоге, для них просветление касалось непосредственно самого тела. Однако при исследовании ступеней хатха-йоги и полной реализации Фёрштайн заключает, что экстаз здесь относится не к одному из нижних видов *самадхи*, связанных с самопроизвольно возникающими образами, но к постижению совершенного тождества с запредельной реальностью. Искомым *самадхи* оказывается именно *нирвикальпа самадхи*, или «внеобразный экстаз», который приравнивается к освобождению или просветлению. В конце концов даже Фёрштайн принимает точку зрения основателей хатха-йоги, сформулированную в «Хатха-йога-прадипике», что конечная цель хатха-йоги не отличается от конечной цели раджа-йоги.

Вопрос о соотношении йоги и *тантры* довольно сложен, и в разных источниках можно встретить противоположные утверждения, будто йога произошла от *тантры* или, наоборот, *тантра* произошла от йоги. Справедливым представляется «компромиссное» мнение, согласно которому тантрическая и ведическая традиции, находясь в постоянном взаимодействии и даже взаимопроникновении на протяжении веков, образовали в современной Индии, по сути, единое целое. Показательно в этом смысле издание сборника «Упанишады йоги и тантры», составитель которого Б. В. Мартынов отмечает, что оба этих необъятных комплекса теорий и практик невозможно свести к какому-либо одному учению и разделить, как нельзя без вреда расчленить целостный живой организм. И все же в процессе самоопределения современных школ хатха-йоги все они стремятся отождествиться с классической йогой, а не с *тантрой*, каковы бы ни были подлинные истоки происхождения хатха-йоги. Только в одной статье Свами Сатьянанды мы встречаем решительное заявление, что *асаны* и *пранаямы* относятся не к йоге, а к *тантре*, а все попытки прикрыть данные практики названием «йоги» исходят из общего страха признать свою причастность к *тантре*, имеющей двусмысленную репутацию на Западе. Но данное исключение лишь подтверждает правило.

Сама возможность вторичного укоренения хатха-йоги в «Йога-сутрах» Патанджали, с произведением полной инверсии центра (субъекта) и периферии (всех степеней объективности) в сфере осмысления практики, так что раджа-йога становится «частью» хатха-йоги, а не наоборот, заложена в самих *сутрах*. Множество попыток исследователей разбить этот текст на исходные секции (от двух до пяти) сводятся к определению *сутр* Дасгуптой как «мастерской и систематической компиляции». Такой вывод представляет философию йоги как продукт рассудочной герменевтической деятельности, где сознание при работе с текстом не выходит за рамки контекстуальных значений и не соотносит их с соответствующей им действительностью. Однако, например, Х. Чапл (США) в предисловии к изданию *сутр* возвращается к дискуссии о методологии Патанджали, подчеркивая, что *сутры* выступают в качестве зафиксированной связи различных школ, среди которых можно выделить ниродха-йогу, самадхи-йогу, крийя-йогу, аштанга-йогу, наряду с практиками буддизма, джайнизма и других направлений. Достижение Патанджали заключалось в том, что в тексте констатируются не позиции, а практики, цели которых запредельны философским спекуляциям, поэтому только единство опыта, превосходящее разумный синтез, и удерживает отдельные *сутры* вместе. Задача данного текста — освобождение (*кайвалья*) — требует практически стереть все значения, а вовсе не доказать их логическую совместимость и преемственность.

Итак, любая практика, нацеленная на освобождение, т. е. снятие всякого опосредования в чистом самосознании, тождественном чистому бытию и чистому блаженству, принципиально возводима к «Йога-сутрам». Собственно, методология такого возведения и формирует философские основания каждой школы йоги. Пересмотрев различные попытки самоопределения в философии, где вопрос «Что есть философия?» выступает началом рефлексивной деятельности отдельного индивида, мы увидим, что хатха-йог нацелен на поиски основания всего сущего гораздо радикальнее, чем западный философ. Если при снятии всех «недостоверных» составляющих самосознания, Юм мог удовольствоваться чувством, а Декарт — мышлением, то хатха-йог не только чувство, но и естественное мышление не признает за нечто устойчивое, на что можно опереться в своем существовании. Неизменное «я мыслю» выступает как очередной «покров бытия», и постижение идеи истины при отождествлении с божественной рефлексией требует прекратить мыслить. Реализация данной задачи имеет техническое обеспечение, где «как мыслить» безусловно доминирует над «что мыслить», т. е. форма определяет содержание. Деятельность мышления не только осмысляется, но и переосмысляется, предполагая не просто «факты сознания» (Фихте) и «опыт мышления» (Гегель), но и конструктивный подход к трансформации самой идеи истины. Подобное преображение личности означает, что данные процессы сами по себе протекают на субстанциальном (тонком) уровне, отражаясь во взаимодействии философских школ, и к ним можно «подключиться».

Феноменологизм йоги в «сумме философий»

«Взаимопроницаемость» систем индийской философии касается не только йоги и *тантры*, ибо хорошо известны споры ученых относительно взаимных влияний йоги и буддизма, не говоря уже об общепризнанной паре философских систем *«санкхья — йога»* среди основных шести *даршан*. В. К. Шохин приводит данное в «Артха-шастре» первое определение философии в качестве дискурсивной теоретической деятельности, означенной термином *анвикшики*, или «исследование», и характеризуемой как метанаука, «исследующая посредством аргументов» добродетель и не-добродетель в сфере трех *вед*. Деление философии с самого начала включает йогу, наряду с

223

санкхьей и *локаятой*. Отдельная статья посвящена Шохиным соотношению *санкхья-йоги* и гностицизма: назначение упражнений йоги — перестройка сознания медитирующего, который приучается видеть и мыслить вещи не как обычный человек и внедрять в свое мышление определенные структуры. Тексты йоги моделируют реальные инициации в мистерию тайного знания *санкхья-йоги* и учебный процесс перестройки сознания адепта в реальных школах, что обнаруживает соответствия в текстах гностицизма. Далее, три различия между брахманистской и буддийской традициями йоги выделяют Е. Островская и В. Рудой: собственная опорная религиозная идеология, различные идеалы святости, обусловленность целей познания доктринальными представлениями об истинной реальности. Полемику с йогой можно найти даже в сугубо логических *ньяя-сутрах*, причем «полемика» в индийской философии всегда служила положительным фактором выстраивания системы.

Высказываний обобщающего характера о включении методологии йоги в любую систему индийской философии приведено предостаточно, и теперь стоит остановиться на их конкретизации. Одним из самых продуктивных мета-философских контекстов представляется «наука о философиях» Д. Б. Зильбермана, где выделяется следующее «генетическое» свойство индийских философских систем: сами индийские философии автономны и не определяются никакими экстра-философскими факторами, а зависят исключительно друг от друга. Разворачивающаяся в них философская активность проинтерпретирована Зильберманом как *praxis sui generis*, направленный исключительно на воспроизводство каждой из этих систем посредством репродукции их всех. Рассматривая йогу, Зильберман обращает внимание на то, что йогический термин «медитация» (*дхьяна*) весьма близок декартовой медитации и может быть удачнее всего переведен как «мышление», при соответствующем уточнении смысла термина. Мышление рассматривается в обоих случаях не как естественный ход мысли индивида, но как объективированная техническая процедура дивидуального конструирования (*викальпа*). Данный метод, известный в древней йоге еще до создания *сутр*, применялся

Декартом в разработке аналитической геометрии, но не в его философии с позиций радикального сомнения. Весьма примечательно, подчеркивает Зильберман, что метод *викальпы*, повсеместно принятый в современной науке со времен Галилея, никак не привился в западной философии, сохранившей «естественную установку» познания и ориентацию на «истину». Исключение составляет Гегель, что, впрочем, отдельная тема.

В трудах Зильбермана отчетливо проведены параллели между йогой и феноменологией, и в данном контексте йога оказывается неотделимой от *санкхьи*. Йога как психо-технология осуществляет практическую проработку категорий состояний сознания (*таттв*), теоретически провиденных *санкхьей* как психо-теорией, а *санкхья* развивает свою телеологию, столь необходимую йоге. Психологическая теория *санкхьи* развивается потому, что обнаруживает в йоге практическое приложение своих схем. Зильберман не считает психологию *санкхьи* ни экспериментальной психологией, ни теоретической дисциплиной в западном понимании. Для него это некоторая внешняя форма того содержания, которое она транслирует в йогу и получает, по апробации, обратно. При таком истолковании, *вся программа гуссерлевской феноменологии оказывается по сути выполненной в санкхье*. Конкретнее, *санкхья* обеспечивает материал для феноменологической активности йоги. Соответственно, йога, целенаправленно меняющая ментальные состояния, обращается к *санкхье* за помощью в их вербализации. Зильберман усматривает аналог йоги в прагматическом аспекте феноменологии: принцип структурирования состояний сознания (*читта вритти ниродха*) используется здесь для натурализации интенционального сознания в стабильные элементы его структуры. Эта натурализация, как и вся прагматика Патанджали, однако, повисает в воздухе без теоретических конструкций *санкхьи*.

В истолковании Зильбермана практика хатха-йоги оказывается деятельностью в пограничной области между философией и наукой, точнее, в сфере пересечения психофизиологии и феноменологии. Особенно поражает Зильбермана автономия мышления, т.е. независимость от осмысляемого материала, которая представляется ему наглядной в случае прагматического трансцендентализма йоги. Данный вывод опирается на привязанность практики хатха-йоги к работе с *чакрами,* обучение которой должно начинаться знакомством с символической диаграммой человеческого тела. Не язык, а само тело йога представляет собой в данном случае метаморфическую форму дивидуального мышления. По Зильберману, субъективное мышление или объективированная мифология не имеют значения в йогической практике, коль скоро даже в индивидуализированной телесной деятельности главным для йога оказывается культурная матрица его существования. Вывод Зильбермана как нельзя лучше встраивается в контекст нашего исследования, предоставляя один из вариантов его завершенности:

«Хотя символы, используемые йогами, кажутся на первый взгляд идентичными, их внутреннее значение различно в разных школах и культурах. *Истинная цель йогических упражнений* (как раз она-то и выдает фальшь западных имитаций) — *в переживании не определенных психофизических состояний, а смыслов традиции, которые наполняют эти упражнения реальным содержанием. В этом смысле йога не более физиологична, чем, например, церковь как социальный институт христианства... Йога была сконструирована специально, целенаправленно; материалом же для данного конструирования послужил естественный опыт человеческого тела».*

Пролог к исследованию современных традиций

Школьная принадлежность самосознания йога

Возвращаясь к самому началу, повторим: современные школы хатха-йоги при всем их разнообразии объединены стремлением возвести основания, определяющие особенности построения практики, к классической философской системе йоги. Тем не менее допустимо повторить заключение не только о единстве, но и о дифференциации: и хотя символы, используемые йогами, кажутся на первый взгляд идентичными, *их внутреннее значение различно в разных школах.* Таким образом, йога, как и всякая индийская философия, имеет «школьный» характер. Главные современные традиции йоги — Шри Кришнамачарьи и

Свами Шивананды — задают исходное противоречие в подходе к реализации цели аштанга-йоги, которое решается в процессе конкретизации построения практики. В первом случае осуществляется предельно полная концентрация всех восьми ступеней в *асане* и *пранаяме*, а во втором — опора на данные ступени для реализации низших (социальных) и высших (духовных) целей. Усилия не распределяются равномерно, а сосредотачиваются в упрочении центральных звеньев цепи, относящихся непосредственно к хатха-йоге, или попытках напрямую соединить начальные и конечные, вынося хатха-йогу на поверхностный уровень. Само представление о наличии и смысле последовательности в практике тоже подвергается всесторонним интерпретациям. Даже итоговые *самадхи*, достижимые в различных школах традиций Шри Кришнамачарьи и Свами Шивананды выступают как разные состояния и порождают дополнительные истолкования *самадхи* в тексте Патанджали, бессильном сохранить исходный смысл.

Закономерно, что наиболее завершенные и конкретизированные комментарии мы находим не у основателей традиций и не у их верных последователей, которым в качестве аргументации истинности пути достаточно примера авторитетного учителя, а у наиболее самостоятельных учеников. Так, в традиции Шри Кришнамачарьи это комментарии Б. К. С. Айенгара, а в традиции Свами Шивананды — комментарии Свами Сатьянанды. Однако это не означает их «внешкольности», наоборот, если вначале постулаты были довольно расплывчатыми и сама личность Шри Кришнамачарьи известна немногим, то адепты айенгар-йоги наиболее ревностно отстаивают «чистоту традиции», забывая о том, что их учитель создал свою систему практически самостоятельно экспериментальным путем и в исторических масштабах совсем недавно. Ведь если Айенгар, усвоив принцип «не человек для йоги, а йога для человека», создал айенгар-йогу, то его последователям следовало бы воспроизвести его самостоятельность на формообразующем уровне. Но при всем свободомыслии современного человека тенденции к сохранению новых «школ» остаются очень сильными, поэтому влиятельность подобных комментариев на древние тексты не следует недооценивать. Они вполне могут послужить средством переобозначения всех понятий и переосмысления всех умозаключений. Не случайно их главный пафос состоит в претензии на «восстановление» древних прозрений. Философия йоги — это современная философия, дальнейшее развитие которой подчинено экзистенциальной неизбежности.

Программный характер философии хатха-йоги

Если «обычный человек», у которого не развит разум, не способен понять опыт мышления философа, то «обычный философ», у которого не развита способность преодоления разума, не в состоянии понять йогический опыт, а тем более произвести какие-то различия в типах. Многообразие школ создает также феномен «свободного йога», не привязанного к традициям, а владеющего ими на формальном уровне, непринужденно меняющего стили практики. В рамках герменевтического исследования мы можем с полной определенностью отметить лишь явное усиленное подведение оснований любой практики хатха-йоги под авторитет «Йога-сутр», представляющих собой философскую систему в индийском смысле «философии». Результат данной деятельности как «практической философии», или степень соответствия проекта «истины» и рефлексии «достоверности», остается принципиально непроверяемым дискурсивными средствами. Возможности дескриптивного подхода были использованы нами в другой книге, посвященной «ориентации в йогическом пространстве» и методологии построения практики, «Практика хатха-йоги: ученик среди учителей». Здесь мы вынуждены остановиться на характерных особенностях самоограничения мышления с осознанным привлечением не только философской аргументации. Если философия йоги — древняя философия, закрепленная в *сутрах*, то философия хатха-йоги — современная философия, располагающая лишь пролегоменами в виде полемических комментариев к *сутрам*.

Актуальность начатой здесь работы вполне очевидна на социальном уровне, достаточно хотя бы мельком бросить взгляд на рекламные «тексты» со словом «йога», которые повсюду настойчиво предлагают прямо на улицах. Если не полениться зайти в практически любой из указанных фитнес-клубов, то там придется встретиться с инструктором, которому скорее всего запретили произносить слишком сложные слова, вроде *самадхи*, и с группой практикующих, выполняющих *асаны* под переведенными названиями, вроде «собаки мордой вверх», в состоянии расслабления сознания, близком к «собачьему». Очевидна дистанция в осознанности процессов от традиционно индийской. Как мы помним, Свами Шивананда часто и всегда неожиданно спрашивал учеников, какая именно *вритти* искажает в текущий момент истинную реальность *читты*. Ученик должен был ясно и отчетливо представлять себе карту состояний сознания и непрерывно рефлектировать «местоположение» собственного сознания. Остается вопрос, почему столь настойчиво западные люди стремятся определять свои занятия именно как «йогу», а не гимнастику, если не удовлетворяться банальным объяснением существования «моды на эзотерику», а предположить недостаточно осознанную, но вполне завладевшую подсознанием «захваченность» йогическим бытием. Вероятно, потребность в йоге как средстве для «расслабления» в западном смысле может возводиться к технологии «расслабления» на пути к окончательному освобождению. Но и на Западе, где даже расслабление подчинено всеобщей тенденции к неестественности существования, эта задача для рефлексии на настоящем этапе по силам лишь профессиональным философам.

Нереализованные герменевтические проекты

Возможности дальнейших исследований сохраняются по отношении к нескольким разрядам текстов, которые были затронуты в ходе настоящей работы. Наибольший простор для воспроизводства логических конструктов представляют собой тексты, в целом остающиеся «лакунами», т. е. такие загадочные первоисточники (утраченные или сфабрикованные), как «Йога-корунта» и «Йога-рахасья». Мы располагаем здесь интересным герменевтическим феноменом — бесконечными комментариями к отсутствующему тексту, по сути, поддерживающими его мифическое существование. Столь же виртуальный слой истолкования создается посредством привлечения в качестве аргументов цитат из разных источников, что равнозначно неявному проведению параллелей между самими источниками, которое вполне можно было бы проследить. Мы нередко отмечали параллели между хатха-йогой и аюрведой, но не обращались к специальным работам по данной теме. Далее, мы совершенно не касались таких классических трактатов, как «Шива-сутры» кашмирского шивайзма, «Гхеранда-самхита» и «Шива-самхита», хотя к ним также нередко апеллируют основатели современных школ, и каждый из них полезно рассматривать в спектре современных мнений. Кроме того, при всем «безразличии» йогов к западной философии встречаются отдельные работы вроде «Исследования в области сравнительной философии» Свами Кришнананды, где в историческом порядке приводятся характерные объяснения наиболее известных систем: Платона, Аристотеля и т. д. Хотя уже во «Введении» к данному труду все развитие рационального теоретизирования однозначно названо «пустой растратой энергии», с точки зрения индийской «практической философии». Однако такая «обратная связь» чрезвычайно показательна.

Наконец, основополагающий текст по хатха-йоге — «Хатха-йога-прадипика» также имеет традицию комментирования, начало которой было положено комментарием «Джьотшна» Брахмананды. В энциклопедии Г. Фёрштайна приводится длинный перечень и других совершенно неисследованных древних источников собственно по хатха-йоге, и на нем следует остановиться с особым вниманием. Существует обширный корпус йогической литературы, в основном состоящий из рукописных сочинений, а опубликованные переводы представляют незначительную часть того, что имеется в библиотеках и научных учреждениях Индии. Самым ранним считается сочинение «Хатха-йога», которое приписывается Горакше, но оно сохранилось лишь в виде отдельных шлок в составе других трактатов. К другим трудам Горакши относятся «Горакша-паддхати», «Горакша-самхита», «Хатха-дипика», «Джняна-амрита», «Аманаска-йога», «Амараугха-прабодха» и «Йога-мартанда». Некоторые из них известны только по названиям, другие представлены на уровне общего содержания. На русском языке доступна «Горакша-паддхати», включенная в труд Фёрштайна, а на английском — «Горакша-шатака», изданная Свами Кувалаянандой в институте Кайвалья-дхам. Горакше приписываются два важных текста: «Сиддха-сидхантападдхати» — обширный труд, в котором разрабатывается *философия тела* натхизма, и «Йога-биджа» — запись беседы между Деви и Шивой, имеющей *философскую направленность* и предназначенной для прояснения путаницы в представлениях, причем йога истолковывается как «соединение сети противоположностей». Фёрштайн приводит множество других наименований и подчеркивает, что ему известно значительно больше трудов, но все они знакомы немногим и похоронены в пыльных книгохранилищах, где постепенно разрушаются под воздействием влажного индийского климата.

Список литературы

1. *Banerjea A. K.* Philosophy of Gorakhnath with Goraksha-Vacana-Sangraha. Delhi, 1999.

2. Hatha Yoga Pradipika. Light on Hatha Yoga. Including the original Sanscrit text of the Hatha Yoga Pradipika with Translation in English / Commentary by Swami Muktibodhananda / Under the Guidance of Swami Satyananda Saraswati. Munger, 2000.

3. *Iyengar B. K. S.* Light on the "Yoga Sutras" of Patanjali. New Delhi, 2003.

4. *Iyengar B. K. S.* Light on Yoga. New Delhi, 2003.

5. Kriya Yoga Sutras of Patanjali and the Siddhas / Translation, Commentary, and Practice by M. Govindan. Bangalore, 2000.

6. *Namkhai Norbu.* Yantra yoga. Yoga of movements / Ed. By Oliver F. Leick. Graz, 1988.

7. *Patanjali.* The Yoga Aphorisms / Interpreted by William Q. Judge / Assisted by James Henderson Connelly. New York, 1889.

8. *Puri B. N.* India in the Time of Patanjali. New Delhi, 1990.

9. *Sharma S. K., Singh B. M.* Yoga. A Guide to Healthy Living. New Delhy, 2001.

10. Siva Sutras. The Yoga of Supreme Identity: Text of the Sutras and Commentary Vimarsini of Ksemaraja / Translated into English with Introdaction, Notes, Running Exposition, Glossary and Index by J. Singh. Delhi, 2003.

11. *Swami Satyananda Saraswati.* Four Chapters on Freedom: Commentary on the yoga Sutras of Patanjali. Munger, 2002.

12. *Swami Sivananda.* Yoga Asanas. Sivanandanagar, 2004.

13. *Swami Svatmarama.* Hathayogapradipika / Foreword by B. K. S. Iyengar / Commentary by H. U. Rieker / Translated by E. Becherer. Great Britain, 1972.

14. *Taimni I. K.* The Science of Yoga: The Yoga Sutras of Patanjali in Sanskrit with transliteration in Roman, translation and commentary in English. Adyar, 2001. (First Edition: 1961).

15. The Gheranda Samhita / Translated into English by R.B.S.C. Vasu. New Delhi, 2003.

16. The Hathayogapradipika of Svatmarama with the Commentary Jyotsna of Brahmananda and English Translation. Madras, 1972 (1994).

17. The Nyaya sutras of Gotama / Translated by M. M. Satisa Chandra Vidyabhusana Delhi, 1990.

18. The Siva Samhita / Translated into English by R.B.S.C. Vasu. New Delhi, 2002.

19. The Supreme Yoga: A new translation of the "Yoga Vasistha" by Swami Venkatesananda. V. 1–2. Shivanandanagar, 2003.

20. The Yogamaniprabha of Ramanandasarasvati with The Gloss Svasanketa / Ed. by Dr. Bala Krishnan. Delhi, 1996.

21. The Yoga Sutras of Patanjali / With Commentary by Swami Venkatesananda. Shivanandanagar, 2003.

22. The Yoga Sutras of Patanjali. An Analysis of the Sanskrit with Accompanying English Translation / By C. Chapple and Yogi Anand Viraj. Delhi, 1990.

23. The Yoga-System of Patanjali or the Ancient Hindu Doctrine of Concentration of Mind, embracing the Mnemonic Rules, called Yoga-Sutras, of Patanjali and the Comment, called Yoga-Bhashya, attributed to Veda-Vyasa and the Explanation, called Tattva-Vaisharadi, of Vachaspati Mishra, translated from the original Sanskrit by James Haughton Woods, professor of philosophy in Harvard University // Harvard Oriental Series. V. 17. Delhi, 1998 (First Published: 1914).

24. Yoga Sutras of Patanjali with the Exposition of Vyasa / A Translation and Commentary by Pandit Usharbudh Arya. V. 1. Samadhi-Pada. Honesdale, 1986.

25. Yoga Sutras of Patanjali with the Exposition of Vyasa / A Translation and Commentary by Swami Veda Bharati. V. 2. Sadhana-Pada. Delhi, 2001.

26. *Айенгар Б. К. С.* Йога-врикша. М., 2000.

27. *Айенгар Б. К. С.* Пранаяма. Искусство дыхания. Киев, 1995.

28. *Айенгар Г. С.* Йога: Руководство для женщин. Ростов н/Д, 1996.

29. *Анантанараянан Т. В.* Вини-йога. Самоучитель динамической йоги. СПб, 2002.

30. *Бойко В. С.* Йога. Скрытые аспекты практики. Минск, 1998.

31. *Гэннон Ш., Лайф Д.* Дживамукти-йога. Киев, 2003.

32. *Дешикачар Т. К. В.* Сердце йоги. Совершенствование индивидуальной практики. Киев, 2003.

33. Динамические практики в классической йоге: Сборник. Киев, 1999.

34. *Дхирендра Брахмачари.* Йога-сукшма-вьяяма. Киев, 2000.

35. *Зильберман Д. Б.* Генезис значения в философии индуизма. М., 1998.

36. *Йоги Гупта.* Йога: молодость на всю жизнь // Антология йоги. Т. 2. Киев, 1999.

37. Классическая йога: «Йога-сутры» Патанджали и «Вьяса-Бхашья» / Пер. с санскрита, введение, комментарий и реконструкция системы Е. П. Островской, В. И. Рудого. М., 1992.

38. *Липсон Э.* Магическое колесо. Влияние Тибета // Yoga Journal, 2001.

39. *Лисбет А.* Пранаяма. Путь к тайнам йоги. Киев, 2001.

40. Лунный свет санкхьи: Ишваракришна «Санкхья-карика», Гаудапада «Санкхья-карика бхашья», Вачаспати Мишра «Таттва каумуди». М., 1995.

41. *Мамфорд Д. (Свами Анандакапила Сарасвати)*. Чакры и кундалини. Киев, 1998.

42. *Мишра Р.* Психология йоги: Учебник. С точным переводом и разъяснением "Йога-сутр" Патанджали для всестороннего использования в современных психологич. дисциплинах. Киев; М., 2002.

43. *Николаева М. В.* Практика хатха-йоги. Ученик среди учителей. СПб., 2004.

44. *Николаева М. В.* Практика хатха-йоги. Ученик перед стеной. М., 2005.

45. *Островская Е., Рудой В.* Две традиции йоги // Йога. СПб., 2002.

46. *Радхакришнан С.* Индийская философия. В 2 т. М., 1993.

47. *Свами Вивекананда.* Раджа-йога // Практическая веданта. М., 1993.

48. *Свами Сатьянанда Сарасвати.* Асана. Пранаяма. Мудра. Бандха. Киев, 2000.

49. *Свами Сатьянанда Сарасвати.* Йога-нидра. М., 2002.

50. *Свами Сатьянанда Сарасвати.* Кундалини-тантра. Киев, 1997.

51. *Свами Сатьянанда Сарасвати.* Тантрические практики внутреннего очищения. Таттва Шуддха. Харьков, 2002.

52. *Свами Шивананда.* Золотая книга йоги. М., 2001.

53. *Свами Шивананда.* Йога-терапия. Киев, 1997.

54. *Свами Шивананда.* Кундалини-йога. Киев, 2000.

55. Упанишады йоги и тантры / Пер. и сост. Б. В. Мартынова. М., 1999.

56. *Фёрштайн Г.* Энциклопедия йоги. М., 2002.

57. *Фроли Д.* Йога и аюрведа. Самоисцеление и самореализация. М., 2002.

58. *Чаттерджи С., Датта Д.* Индийская философия. М., 1994.

59. *Шохин В. К.* Санкхья-йога и традиция гностицизма // Вопросы философии. 1994. №7–8.

60. *Шри Йогендра.* Личная гигиена йога. Киев, 1997.

61. *Шри К. Паттабхи Джойс.* Йога-Мала. Киев, 1999.

62. *Шри Т. Кришнамачарья.* Йоганджалисара // Дешикачар Т. К. В. Сердце йоги. Киев, 2003.

63. *Элиаде М.* Йога. Свобода и бессмертие. Киев, 2000.

Сведения об авторе

Мария Владимировна Николаева (Атма Ананда, Шанти Натхини, Долма Джангкху, Маде Шри Нади)

- специалист по западной и восточной философии и личностной психологии (три диплома);
- действительный член научной Ассоциации исследователей эзотеризма и мистицизма;
- кандидат в члены Интернационального союза писателей с международным паспортом писателя;
- член Союза Перводчиков России (Санкт-Петербургское отделение);
- автор 33 научных и популярных книг по восточным культурам (общий тираж 115 000 на русском);
- 15 переизданий на 6 иностранных языках (английском, китайском, индонезийском, литовском, эстонском, украинском);
- свыше 120 статей в периодических и академических изданиях, включая материалы научных конференций в вузах;
- переводчик и литературный редактор классических текстов и книг известных современных восточных мастеров;
- постоянный корреспондент российских и зарубежных журналов ("Йога", "Ёgа", 'Ubud Community', 'Sanur Community');
- регулярно дает интервью для масс-медиа (CNN (США), "Эхо Москвы", "Голос России", "Теории и практики", 'BaltNews' (Эстония), "Русские Афины" (Греция), 'Front News' (Болгария), 'OMNI Scriptum' (Германия), 'Beinenson.News', "Планета семинаров" и др.).

Параллельно с активной профессиональной философской деятельностью писателя и учителя, четверть века посвятила синтезу духовных практик в разных традициях:

- первый этап в западной культуре: биофак, древнегреческая и классическая немецкая философия, духовное делание в христианстве, путь воина, оккультизм, экстрасенсорика и биоэнергетика;
- 5 лет в Индии: проживала в ашрамах, совершала паломничества к святым местам в Гималаях; проходила тренинги в духовных центрах, сертифицирована как инструктор по йоге, была приглашена в Индийскую академию йоги, получила посвящения в крийя-йоге, натха-сампрадайе, буддизме ваджраяны, степень мастера рейки; приняла карма-санньясу;
- 2 года в 10 странах Юго-Восточной Азии (от Индии до Китая): проводила исследования в разных культурах, сидела долгие медитативные ритриты (випассана и дзен), изучала даосизм, тайцзы, шаманизм и др.;
- 5 лет на острове Бали (Индонезия): давала индивидуальные консультации по духовным практикам, сотрудничала с местными священниками и целителями, служила проводником по местам силы;
- с 2014 вернулась в Петербург: издает полное собрание своих трудов, продолжает преподавание практик и чтение лекций, будучи почетным членом РОО «Петербургская школа йоги», и параллельно реализует проект "Восток на Западе" (1 год в 10-ти странах Европы).

Содержание

РЕЦЕНЗИИ И ОТЗЫВЫ 1

Две интересные встречи с одной книгой 3
Букварь, энциклопедия, путеводитель 7

ПРЕДИСЛОВИЕ АВТОРА КО ВТОРОМУ ИЗДАНИЮ 9

ВВЕДЕНИЕ. «ЙОГА-СУТРЫ» В СОВРЕМЕННОМ ПОНИМАНИИ 11

Условность датировки и авторства «Йога-сутр» 12
Сомнения в правомерности изысканий 12
Попытки установить «эпоху йога-сутр» 13
Проблема идентификации Патанджали 15
Признание относительности заключений 21
Полемика в комментариях к «Йога-сутрам» 22
Теоретические и практические объяснения 22
Техники переводов и «наращивания» текста 25
Герменевтические методы аргументации 27
Развитие исходных противоречий 32

ГЛАВА 1. ШРИ ТИМУРАЛАИ КРИШНАМАЧАРЬЯ 37

Водоворот в русле традиции 37
Биография: синтез индийских учений 38
Наследие святого Натхамуни 38
Брахманское образование 39
Гималаи: основы практики 41
Майсурская школа йоги 43
Мадрасский период итогов 45
Учение: истоки «современной» йоги 47
Уникальность подхода к личности 47
Переосмысление аштанга-йоги 49
Распространение йога-терапии 54
Феномен «дилетантизма» в йоге 55

ГЛАВА 2. АШТАНГА-ВИНЬЯСА-ЙОГА 57

Линия преемственности 57
Паттабхи Джойс 57
Б. Н. С. Айенгар 59
Западные ученики 61
Социальная организация 63

Исследовательский институт йоги..63
Федерация центров аштанга-йоги...64
Аштанга-виньяса-йога в России...66
ИСТОЛКОВАНИЕ ЙОГИ КАК ТАКОВОЙ...66
Йога-мала: от «аштанга» до «виньяса»..67
«Йога-корунта» как классический текст......................................69
Параллели с тибетской янтра-йогой..71
ОСОБЕННОСТИ ПОСТРОЕНИЯ ПРАКТИКИ...73
Гирлянды асан на нитях дыхания...73
Согласование различных ритмов..77
Гимнастика и борьба во дворце...78

ГЛАВА 3. АЙЕНГАР-ЙОГА..**80**
ЛИНИЯ ПРЕЕМСТВЕННОСТИ..80
Б. К. С. Айенгар...80
Практика йоги в семье Айенгара..82
Преемственность «от противного»..84
СОЦИАЛЬНАЯ ОРГАНИЗАЦИЯ..87
Институт йоги памяти Рамамани Айенгар...................................87
Распространение айенгар-йоги в мире...88
Центры айенгар-йоги в России...89
ИСТОЛКОВАНИЕ ЙОГИ КАК ТАКОВОЙ...90
Рефлективная структура самадхи..90
Йога-врикша: взращивание единства..98
Совмещение хатха-йоги и раджа-йоги..100
ОСОБЕННОСТИ ПОСТРОЕНИЯ ПРАКТИКИ...102
Принципы подключения к айенгар-йоге..102
Свобода тела прежде свободы разума..105
Вывод коэффициента сложности асаны..107

ГЛАВА 4. ВИНИ-ЙОГА..**111**
ЛИНИЯ ПРЕЕМСТВЕННОСТИ..111
Дешикачар — сын Кришнамачарьи..111
Кастуб — сын Дешикачара..112
Всемирное движение «Йога йоги»...112
СОЦИАЛЬНАЯ ОРГАНИЗАЦИЯ..113
Кришнамачарья Йога Мандир..113
Центр изучения йоги в Англии...115
Американский институт вини-йоги..117
ИСТОЛКОВАНИЕ ЙОГИ КАК ТАКОВОЙ...118
Комментарии к «Йога-сутрам»...119
Перспективы йоги в XXI веке...122
Эксперимент «в чистом виде»..124
ОСОБЕННОСТИ ПОСТРОЕНИЯ ПРАКТИКИ...126

Проблемы «приобщения» к йоге 127
Значимые технические инновации 128
Критика контроля дыхания в асанах 131

ГЛАВА 5. СВАМИ ШИВАНАНДА САРАСВАТИ 137

Альтернатива традиции Кришнамачарьи 137
Биография: межкультурный синтез 138
Преданность Шиве и милосердие 138
Врачебная практика в Малайзии 139
Санньяса — отречение от мира 140
Подвижничество в Гималаях 141
Общество божественной жизни 143
Учение: «полный спектр» йоги 145
Синтез четырех направлений 145
Переосмысление аштанга-йоги 148
Золотая книга: шестьдесят путей 154
Хатха-йога в развитии йога-терапии 155
Майя: век машин и научный подход 158

ГЛАВА 6. ШИВАНАНДА-ЙОГА 160

Линии преемственности 160
Свами Чидананда Сарасвати 160
Свами Кришнананда Сарасвати 162
Свами Венкатешананда Сарасвати 163
Свами Вишнудевананда Сарасвати 165
Социальная организация 166
Общество божественной жизни 166
Лесная академия йоги и веданты 167
Организации и ашрамы в Индии 168
Организации и ашрамы на Западе 170
Истолкование йоги как таковой 173
Комментарии к «Йога-сутрам» 173
Комментарии к «Бхагавадгите» 180
Комментарии к «Йога-Васиштхе» 180
Индуизм: религиозные коннотации 181
Особенности построения практики 182
Шивананда-йога как стиль хатха-йоги 182
От кундалини-йоги до йога-терапии 183
Брахмачарья — основа санньясы 185
Садхана в повседневной жизни 186

ГЛАВА 7. САТЬЯНАНДА-ЙОГА 187

Линия преемственности 187
Традиция дашанами-санньясы 187

Свами Сатьянанда Сарасвати *188*
Свами Ниранджанананда Сарасвати *189*
Западные санньясины Сарасвати *190*
СОЦИАЛЬНАЯ ОРГАНИЗАЦИЯ 191
Бихарская школа йоги *191*
Бихар Йога Бхарати *192*
Шивананда-матх *193*
Академия сатьянанда-йоги *193*
ИСТОЛКОВАНИЕ ЙОГИ КАК ТАКОВОЙ 194
Духовная жизнь: традиции и пути *194*
«Йога-сутры»: четыре шага к свободе *196*
Прояснение «Хатха-йога-прадипики» *202*
Адвайта-веданта Ади Шанкарачарьи *202*
ОСОБЕННОСТИ ПОСТРОЕНИЯ ПРАКТИКИ 203
Кундалини-тантра — «живая философия» *204*
Лайя-йога — концентрация на чакрах *207*
Свара-йога — гармонизация дыхания *208*
Йога-нидра — «йогический сон» *208*

ГЛАВА 8. МАЛОИЗВЕСТНЫЕ ТРАДИЦИИ **210**

ШКОЛА ДХИРЕНДРЫ БРАХМАЧАРИ 211
Линия преемственности *211*
Особенности построения практики *213*
ШКОЛА ШРИ ЙОГЕНДРЫ 214
Линия преемственности *214*

ЗАКЛЮЧЕНИЕ. ХАТХА-ЙОГА: ПРАКТИЧЕСКАЯ ФИЛОСОФИЯ **217**

ЭСХАТОЛОГИЯ ТЕЛА В СПЕКТРЕ НАУЧНЫХ ВЫВОДОВ 218
Место системы йоги в «историях философии» *218*
Хатха-йога как самодостаточное самосознание *221*
Феноменологизм йоги в «сумме философий» *223*
ПРОЛОГ К ИССЛЕДОВАНИЮ СОВРЕМЕННЫХ ТРАДИЦИЙ 226
Школьная принадлежность самосознания йога *226*
Программный характер философии хатха-йоги *228*
Нереализованные герменевтические проекты *229*

СПИСОК ЛИТЕРАТУРЫ **232**

СВЕДЕНИЯ ОБ АВТОРЕ **237**

www.ingramcontent.com/pod-product-compliance
Lightning Source LLC
Chambersburg PA
CBHW060242290526
45789CB00001B/160